Aus der Universitätsklinik für Anaesthesiologie
und Transfusionsmedizin Tübingen
Abteilung Anaesthesiologie
Ärztlicher Direktor: Professor Dr. K. Unertl

# Einfluß kolloidaler Plasmaersatzmittel auf die Expression endothelialer Adhäsionsmoleküle



Inaugural-Dissertation
zur Erlangung des Doktorgrades
der Medizin

der Medizinischen Fakultät
der Eberhard-Karls-Universität
zu Tübingen

vorgelegt von
Albert Carl-August Rothmund

aus Tübingen

2000

Dekan: Professor Dr. C. D. Claussen

1. Berichterstatter: Professor Dr. K. Unertl
2. Berichterstatter: Privatdozent Dr. Th. Klöss

Albert Rothmund

# Einfluß kolloidaler Plasmaersatzmittel auf die Expression endothelialer Adhäsionsmoleküle

*ibidem*-Verlag
Stuttgart

Die Deutsche Bibliothek - CIP-Einheitsaufnahme:

Ein Titeldatensatz für diese Publikation ist bei
Der Deutschen Bibliothek erhältlich

∞

Gedruckt auf alterungsbeständigem, säurefreien Papier
Printed on acid-free paper

ISBN: 3-89821-073-1



Printed in Germany

# Inhaltsverzeichnis

# Abkürzungen

| | |
|---|---|
| BSA | Bovines Serum-Albumin |
| D | Dalton |
| DEX | Dextran |
| DTAF | Fluoreszenzfarbstoff Dichlortriacinylaminofluorescein |
| EBM | Endothelial cell basal medium |
| EGM | Endothelial cell growth medium |
| FCS | Fetal calf serum |
| FITC | Fluoreszenzfarbstoff Fluorescein isothyocyanate |
| g | Erdbeschleunigung: 9,81 $m/s^2$ |
| GEL | Gelatine |
| HA | Humanalbumin |
| HES | Hydroxyethylstärke |
| HUVEC | Human umbilical vein endothelial cells |
| ICAM | Intercellular adhesion molecule |
| $PBS^-$ | Phosphatpuffer-Lösung ohne Calciumchlorid (s. Tabelle 2.2) |
| $PBS^+$ | Phosphatpuffer-Lösung mit Calciumchlorid (s. Tabelle 2.2) |
| PE | Fluoreszenzfarbstoff Phycoerythrin |
| RL | Ringer-Lactat |
| $sLe^X$ | Sialyl Lewis x |
| TNF-$\alpha$ | Tumornekrosefaktor-alpha |
| VCAM | Vascular cell adhesion molecule |
| vWF | von-Willebrand-Faktor |

# 1. Einleitung

Die künstlichen Kolloide Hydroxyethylstärke, Dextran und Gelatine spielen eine wichtige Rolle in Anästhesie und Intensivmedizin, sie haben das natürliche Kolloid Humanalbumin weitgehend verdrängt. Sie werden zur Volumentherapie in der perioperativen Phase und zur Behandlung von hypovolämischen Zuständen bei Trauma, Schock und Sepsis sowie zur Hämodilution bei Störungen der Mikrozirkulation eingesetzt (31). Im Unterschied zu kristalloiden Lösungen verweilen sie als makromolekulare Lösungen längere Zeit im Intravasalraum und binden über ihren kolloidosmotischen Druck Flüssigkeit im Intravasalraum (31). Allen Kolloiden gemeinsam ist der volumenauffüllende bzw. volumenexpandierende Effekt, eine unspezifische physikalische Eigenschaft.

Experimentelle Untersuchungen sprechen auch für die spezifische Eigenschaft von Kolloiden, die Adhäsion von Leukozyten an vaskulären Endothelzellen zu beeinflussen. Dies ist von Bedeutung, da Leukozyten bei entzündlichen Reizen an der Endothelzellwand der Gefäße adhärieren und in das Gewebe transmigrieren (83). Dort bekämpfen sie durch Phagozytose und Freisetzung reaktiver Substanzen eingedrungene Mikroorganismen und entfernen Gewebsfragmente. Dieser lokal sinnvolle Vorgang kann – beispielsweise im Falle von Reperfusionsschäden nach vorangegangener Ischämie – unkontrolliert eine systemische Reaktion hervorrufen (9, 20, 64, 74, 106).

# KOLLOIDE

## *Das natürliche Kolloid*

### Humanalbumin

Humanalbumin (HA) wird aus Spenderblut gewonnen. Die relative Molekülmasse beträgt 69.000 Dalton (31). HA wird glomerulär filtriert, in den Tubuli rückresorbiert und verbleibt daher lange im Kreislauf. Infundiertes HA expandiert das Plasmavolumen, desaggregiert Blutkörperchen und Thrombozyten, senkt dabei die Plasmaviskosität und übt wichtige Transportfunktionen aus (31).

Hochkonzentrierte HA-Lösungen (20% oder 25%) wurden früher zur Ödemtherapie und zur Behandlung der akuten Hypoproteinämie eingesetzt. Die künstlichen Kolloide haben HA als Volumenersatzmittel heute vollständig abgelöst (32). Über den Einsatz von HA in der Intensivmedizin wird noch kontrovers diskutiert (21).

## *Die künstlichen Kolloide*

Heute stehen drei Gruppen von künstlichen Kolloiden zur Verfügung:

### Dextran

Als erstes künstliches Kolloid wurde im Jahre 1944 Dextran (DEX) eingeführt. DEX ist ein aus Glukosemolekülen aufgebautes Polysaccharid mikrobieller Herkunft. Es besitzt einen volumenexpandierenden Effekt (16, 31), der mit der Konzentration der verabreichten Lösung ansteigt und für die Dauer von zwei bis sechs Stunden anhält (31). DEX besitzt außerdem eine antithrombotische Wirkung (31).

Eine Indikation für DEX sind alle Formen des hypovolämischen und anaphylaktischen Schocks, Störungen der peripheren und zentralen Durchblutung sowie die Thromboseprophylaxe (31).

**Gelatine**

Die 1962 eingeführte Gelatine (GEL) entsteht durch den Abbau von kollagenem Bindegewebe. GEL ist isoonkotisch und besitzt daher keinen volumenexpandierenden, sondern einen volumenauffüllenden Effekt (16, 31). Die intravasale Verweildauer liegt bei ca. zwei Stunden. Die Beeinflussung der Blutgerinnung durch GEL ist umstritten, einige Arbeiten zeigen eine reduzierte Gerinnungsfähigkeit von Blut nach Dilution mit GEL (4, 61). Eine Beeinträchtigung der Thrombozytenaggregation ist allenfalls gering und möglicherweise durch den Dilutionseffekt bedingt (31).

Gelatinelösungen kommen bei allen Formen des Volumenmangels zum Einsatz (31).

**Hydroxyethylstärke**

Seit 1972 gibt es eine dritte Klasse von künstlichen Kolloiden: die Hydroxyethylstärke (HES). Als Ausgangsmaterial zur Stärkeherstellung dient das hochverzweigte Amylopektin der Getreidestärke (31). Das HES-Molekül ist ein hochverzweigtes, kompaktes Kugelmolekül. Es ist als polydisperses Gemisch mit den mittleren Molekülmassen von 450.000, 200.000, 130.000 und 70.000 D im Handel erhältlich (31, 78).

HES bewirkt eine Expansion des Plasmavolumens. Diese Wirkung ist um so größer, je höher die Konzentration der Lösung ist (16, 31). Die Ausscheidungskinetik von HES wird vom Substitutionsgrad bestimmt (28), wobei die Halbwertzeit vier bis acht Stunden beträgt. Nach enzymatischer Spaltung durch die alpha-Amylase im Gefäßsystem erfolgt die renale Eliminierung der Spaltprodukte (16, 28).

Neben dem erwünschten Volumeneffekt führt HES zu einer Erniedrigung der Faktor VIII-Konzentrationen um ca. 18% (47, 99). Dieser bei Gesunden nicht relevante Effekt kann, sofern erforderlich, mit Desmopressin (Minirin®) therapiert werden. Somit steht bei HES eine echte therapeutische Option bei klinisch manifester Blutungsneigung zur Verfügung (24). Ferner kommt es zu einer Erniedrigung des Fibrinogens (31). Das Risiko anaphylaktischer Reaktionen nach Applikation von HES ist geringer als nach Gabe von DEX oder GEL (33).

Zum Einsatz kommt HES als Volumenersatz und bei hämorheologischen Indikationen (31). Es ist heute das am weitesten verbreitete Kolloid (12).

# ADHÄSIONSMOLEKÜLE

Adhäsionsmoleküle sind zellmembranständige Moleküle und werden unter dem Einfluß inflammatorischer Stimuli wie TNF-α, LPS oder Interleukin auf der Oberfläche von Leukozyten und Endothelzellen exprimiert (2, 96). Solche inflammatorischen Reaktionen werden unter anderem im Rahmen von Verletzungen, Zirkulationsstörungen, Entzündungen oder einer generalisierten Sepsis gefunden. In diesem Fall sind diese spezifischen Stimuli erhöht (2, 83, 96, 112). Adhäsionsmoleküle dienen der Interaktion zwischen Leukozyten und Endothelzellen (2, 37, 96, 112). Ihre Expression auf der Zelloberfläche führt zu einer Akkumulation von Leukozyten mit anschließender Transmigration in das umliegende Gewebe (83). Diese Akkumulation adhärierender Leukozyten auf dem Endothel der Gefäße im Bereich der Mikrozirkulation spielt für die bei Schock, Sepsis, Trauma, Gewebeinfarkt und Transplantation auftretenden Mikrozirkulationsstörungen eine maßgebliche Rolle (20, 64, 106).

Plasmaersatzmittel werden im Fall von Volumenverlusten mit Mikrozirkulationsstörungen eingesetzt. Deshalb ist die Frage, ob Plasmaersatzmittel in der Lage sind, die Expression von Adhäsionsmolekülen zu beeinflussen, von großem Interesse.
Einige Studien zeigen, daß Dextrane und Hydroxyethylstärke das Verhalten von Leukozyten beeinflussen bzw. den Reperfusionsschaden verringern können (5, 19, 65, 76, 77, 90, 110, 111). Dem einzigen natürlichen Kolloid, dem Humanalbumin, wird eine Erhöhung der Mortalität bei Intensivpatienten zugeschrieben (21), Angaben zu Einflüssen auf Leukozyten finden sich nicht. Zu GEL liegen noch wenige Daten zur Beeinflussung von Leukozyten vor (41).
Die zahlreichen Arbeiten weisen hierbei in verschiedene Richtungen. So konnte in einigen Studien eine Verminderung der Leukozytenadhäsion durch Dextrane nachgewiesen werden (65, 90), andere konnten dies nicht zeigen (95).
Über die Ursache der gefundenen Effekte wurde viel spekuliert (6, 13, 19, 57, 65, 76, 77, 90, 110). Die Zahl der in vitro durchgeführten Arbeiten zur Frage einzelner

Einflußparameter ist klein (23, 59), so daß bis heute die Mechanismen, durch die Kolloide die Leukozytenadhäsion beeinflussen, unbekannt geblieben sind.

# FRAGESTELLUNG

Mit der vorliegenden Arbeit sollte die Frage beantwortet werden: Sind Kolloide in der Lage, die Expression von endothelialen Adhäsionsmolekülen zu beeinflussen?
Um die Adhäsionsmolekül-Expression getrennt von anderen Einflüssen untersuchen zu können, wurde eine Versuchsreihe in vitro gewählt. Hierzu wurden aus Nabelschnurvenen gewonnene Endothelzellen kultiviert und bei Vorliegen eines geschlossenen Zellrasens eine Inkubation mit verschiedenen Kolloiden durchgeführt. Durch zusätzliche Gabe des Zytokins TNF-α zu einem Teil der Zellen konnte zudem Information über die Reaktionsweise unter Stimulation - wie das in vivo bei Vorliegen einer Entzündung oder einer Zirkulationsstörung der Fall ist - gewonnen werden. Nach der Kolloid-Inkubation erfolgte eine Inkubation mit spezifischen, gegen die Adhäsionsmoleküle gerichteten Antikörpern, die an einen Fluoreszenzfarbstoff gekoppelt waren. Nach Fixierung der Zellen wurde die Fluoreszenzintensität der Zellen mittels Durchflußzytometrie bestimmt und damit die Expression der Adhäsionsmoleküle ermittelt.
Alle im klinischen Alltag gebräuchlichen Kolloide wurden berücksichtigt: DEX mit den Molekülmassen 40.000 und 70.000 D, HES mit den Molekülmassen 70.000, 130.000, 200.000 und 450.000 D, GEL und HA. Untersucht wurde die Expression der Adhäsionsmoleküle ICAM-1 (CD54), VCAM-1 (CD106), E-Selectin (CD62E) und P-Selectin (CD62P).

# 2. Material und Methodik

## 2.1 Substanzen / Reagenzien / Materialien:

**Monoklonale Antikörper:**

Tabelle 2.1

| | | |
|---|---|---|
| Anti-ICAM-1 (CD54) | PE-konjugiert, Best.-Nr. 1239 | Immunotech, Marseille |
| Anti-E-Selectin (CD62E) | FITC-konjugiert, Best.-Nr. 9500-02 | Dunn Labortechnik GmbH, Birmingham |
| Anti-VCAM-1 (CD106) | FITC-konjugiert, Best.-Nr. 9510-02 | Dunn Labortechnik GmbH, Birmingham |
| Isotypenkontrolle (FITC) | FITC-konjugiert, Best.-Nr. 349041 | Becton Dickinson, Heidelberg |
| Isotypenkontrolle (PE) | PE-konjugiert, Best.-Nr. 349043 | Becton Dickinson, Heidelberg |
| Anti-vWF (mouse anti human) | unkonjugiert, Best.-Nr. 0150, | Immunotech, Marseille |
| Anti-Maus (goat anti mouse, für vWF-Färbung) | DTAF-konjugiert, Best.-Nr. 0819 | Immunotech, Marseille |
| Anti-P-Selectin (CD62P) | unkonjugiert, Best.-Nr. 0767 | Immunotech, Marseille |
| Anti-Maus (für P-Selectin-Färbung) | PE-konjugiert, Best.-Nr. 0855 | Immunotech, Marseille |

**Kulturmedien und Pufferlösungen:**

Tabelle 2.2

| | | |
|---|---|---|
| Endothelial Cell Growth Medium (EGM) (enthält:<br>• Modifiziertes MCDB 131, mit 28 mM HEPES<br>• 10 ml Fetal Calf Serum (2%)<br>• 0,1 ng/ml Epidermal Growth Factor, recombinant, human<br>• 1,0 ng/ml Basic Fibroblast Growth Factor, recombinant, human<br>• 1,0 µg/ml Hydrocortisone<br>• 50 µg/ml Gentamicin<br>• 2,5 µg/ml Amphotericin B<br>• Endothelial Cell Growth Supplement / Heparin, 2 ml) | Best.-Nr. C-22010 | PromoCell, Heidelberg |
| Endothelial Cell Basal Medium (EBM) (enthält: Modifiziertes MCDB 131, mit 28 mM HEPES) | Best.-Nr. C-22210 | PromoCell, Heidelberg |
| Dulbecco's Phosphate Buffered Saline mit Calziumchlorid und Magnesiumchlorid ($PBS^+$) | Best.-Nr. D-8662 | Sigma, St. Louis |
| Dulbecco's Phosphate Buffered Saline ohne Calziumchlorid ($PBS^-$) | Best.-Nr. D-8537 | Sigma, St. Louis |
| Medium 199 | Best.-Nr. M-4530 | Sigma, St. Louis |

**Sonstiges:**

Tabelle 2.3

| | | |
|---|---|---|
| Natriumpyruvat | Best.-Nr. 490-1 | Sigma, St. Louis |
| Antibiotic antimycotic solution | 10,000 Units Penicillin, 10 mg Streptomycin und 25 µg Amphotericin B pro mL | Simga, St. Louis |
| Tumor Necrosis Factor-Alpha (TNF-α) | human rekombinant, exprimiert von Hefe, Best.-Nr. T-0157 | Sigma, St. Louis |
| Collagenase A | Best.-Nr. 103586 | Boehringer, Mannheim |

| Fetal Calf Serum (FCS) | Best.-Nr. 50115,<br>Lot. No. 582 H | Biochrom KG,<br>Berlin |
|---|---|---|
| 0,05% Trypsin-EDTA | Best.-Nr. T-3928 | Sigma,<br>St. Louis |
| Trypsin-Inhibitor (1 mg/ml Sojabohnen Trypsininhibitor in PBS) | Best.-Nr. T-0800 | Sigma,<br>St. Louis |
| Methanol | (Methanol mit min. 99,8% Reinheit),<br>Best.-Nr. 106007 | Merck KGaA,<br>Darmstadt |
| Paraformaldehyd | Best.-Nr. P-6148,<br>Lot 85H0446 | Sigma,<br>St. Louis |
| Glyoxal (40%ige Lösung in Wasser) | Best.-Nr. G-3140 | Sigma,<br>St. Louis |
| Thrombin (Thrombin aus humanem Plasma) | Best.-Nr. T-9135 | Sigma,<br>St. Louis |
| Bovines Serum-Albumin | A-8412 | Sigma,<br>St. Louis |
| Pufferlösung | CellWash® | Becton & Dickinson,<br>Heidelberg |
| Fixierlösung | CellFix® | Becton & Dickinson,<br>Heidelberg |

**Kolloide:**

Tabelle 2.4

| 6 % HAES 450 000/0,7 | „Plasmasteril®“ | Fresenius Kabi,<br>Bad Homburg |
|---|---|---|
| 10% HAES 200 000/0,5 | „HAES - steril® 10 %“ | Fresenius Kabi,<br>Bad Homburg |
| 10% HAES 130 000 | „Voluven®“ | Fresenius Kabi,<br>Bad Homburg |
| 6% HES 70 000 | „Expafusin®“ | Pharmacia,<br>Erlangen |
| 6% Dextran 70 000 | „Longasteril® 70“ | Fresenius Kabi,<br>Bad Homburg |
| 10% Dextran 40 000 | „Thomadex® 40 mit NaCl“ | Delta-Pharma GmbH,<br>Pfullingen |
| 20% Humanalbumin | „Humanalbumin 20% curasan“ | Pharma GmbH,<br>Kleinostheim |
| 5% Gelatine | „Haemaccel®35“ | Behringwerke AG,<br>Mannheim |

**Geräte:**

Tabelle 2.5

| | | |
|---|---|---|
| Lichtmikroskop | DM-IL | Leica, Bensheim |
| Fluoreszenzmikroskop | Leitz DMIRB | Leica, Bensheim |
| Zentrifuge | Megafuge 1.0R | Heraeus Instruments GmbH, Stuttgart |
| Werkbank | LaminAir®<br>HB 2472 S | Heraeus Instruments GmbH, Stuttgart |
| Brutschrank | Cytoperm | Heraeus Instruments GmbH, Stuttgart |
| Wasserbad | Typ 1083 | Gesellschaft für Labortechnik GmbH, Burgwedel |
| Durchflußzytometer | FACSort | Becton & Dickinson, Heidelberg |
| pH-Meter | pH539 | WTW Weilheim |
| Pipettierhilfe | Pipetboy Acu | Integra Biosciences, Fernwald |
| Vortex | Multi-Tube-Vortexer | Corning, Medfield USA |
| Vortex | Vortex Genie 2 | Scientific industries, INC., Bohemia USA |
| Pipette | Varipette | Eppendorf, Hamburg |
| Pipette | Multipipette | Eppendorf, Hamburg |

**Materialien:**

Tabelle 2.6

| | | |
|---|---|---|
| 12-Well-Zellkulturplatte | Best.-Nr. 3513 | Costar, Cambridge |
| Zellkultur-Flasche | Best.-Nr. 3275 | Costar, Cambridge |
| Pipetten | Stripetten | Costar, Cambridge |
| Pipettenspitzen | | Eppendorf, Hamburg |

**Endotoxintest-Kit:**

Tabelle 2.7

| | | |
|---|---|---|
| Coatest® Endotoxin | Best.-Nr. 41228 | Haemachrom Diagnostika GmbH, Essen |

## 2.2 Endothelzellkultur

### *2.2.1 Nabelschnurpräparation*

Die Gewinnung erfolgt nach einer modifizierten Version nach Jaffe et al, 1973 (42).

*Prinzip:* Aus einer Nabelschnurvene wird mit Hilfe einer Collagenase die Endothelzellschicht (Human Umbilical Vein Endothelial Cells, HUVEC) enzymatisch herausgelöst, die Suspension zentrifugiert und das erhaltene Zellpellet mit Zellkulturmedium resuspendiert in eine Kulturflasche gegeben. Dort bilden die Zellen einen geschlossenen Endothelzellrasen.

*Durchführung:* Eine frische, intakte Nabelschnur nach unauffälligem Geburtsverlauf wird bis zur Verarbeitung in $PBS^+$ mit 1% antibiotic antimycotic solution kühl aufbewahrt. Alle nun folgenden Arbeitsschritte erfolgen unter sterilen Bedingungen in einer Werkbank. Die Nabelschnurvene wird beidseitig kanüliert. Hierzu wird ein steriles System, bestehend aus einer 20 ml-Einmalspritze, einem Schlauch und einem Luer-anschluß verwendet, das mit Hilfe eines Kabelbinders an der Nabelschnur befestigt wird (Abb. 2.1). Um die Vene von Blutkoageln zu säubern, wird sie mit 2 x 20 ml $PBS^+$ (+ 1% antibiotic antimycotic solution) durchspült. Anschließend wird sie mit warmer Collagenase A in $PBS^-$ (Konzentration 1 mg/ml) prall aufgefüllt und bei exakt 37°C 5 Minuten im Wasserbad inkubiert. Das System wird anschließend mit 20 ml Medium 199 (+ 10% FCS, 1% Natriumpyruvat, 1% antibiotic antimycotic solution) gespült, die Suspension in einem 50 ml-Polystyrol-Röhrchen (Costar) gesammelt und bei 110 g 8 Minuten zentrifugiert. Der Überstand wird abpipettiert, mit 20 ml Medium 199 gewaschen und erneut bei 110 g 8 Minuten zentrifugiert. Nach Absaugen des Überstandes wird das Pellet mit 15 ml angewärmtem EGM resuspendiert und in die vorbereitete Kulturflasche gegeben. Um ein optimales Anhaften der Zellen zu erreichen, wird der Boden der Kulturflasche mit Collagen in $PBS^+$ (0,3 mg/ml) ½ bis 3 Stunden vorbehandelt. Das Wachstum der Zellen erfolgt bei einer Temperatur von 37°C, 100% relativer Luftfeuchtigkeit und einer $CO_2$-Konzentration von 5% in einem Brutschrank.

***Nabelschnurpräparation***

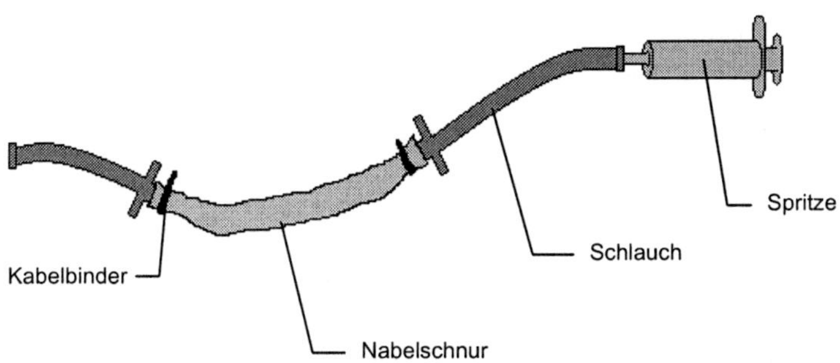


Abbildung 2.1

## *2.2.2 Kultivierung der Endothelzellen*

Die Zellen adhärieren am Flaschenboden. Das Kulturmedium wird alle zwei Tage gewechselt, beginnend am ersten Tag nach Gewinnung. Hierzu wird das Kulturmedium zunächst abpipettiert, der Boden der Kulturflasche zweimal mit 15 ml angewärmtem $PBS^+$ gespült und schließlich frisches Kulturmedium resuspendiert.

Wenn sich der Endothelzellmonolayer nach drei bis sechs Tagen im präkonfluenten Stadium befindet, erfolgt die erste Passage.

Hierzu werden die Zellen nach Absaugen des Mediums zunächst zweimal mit 15 ml $PBS^-$ gewaschen, um $Ca^{2+}$ zu entziehen. Die darauf folgende Auslösung vom Boden erfolgt mit 3 ml Trypsin-EDTA, das danach mit 3 ml Trypsin-Inhibitor inhibiert wird. Nach Resuspension mit 24 ml EGM wird die Suspension in zwei mit Collagen vorbehandelte Kulturflaschen verteilt. Nach drei weiteren Tagen befindet sich der Zellmonolayer abermals im präkonfluenten Stadium, und es erfolgt eine zweite Passage,

dieses Mal in acht 12-Well-Platten. Hierzu werden die Endothelzellen nach Auslösen vom Flaschenboden mit 60 ml EGM resuspendiert und davon je 750 µl in ein mit Collagen vorbehandeltes Well gegeben.
Es erfolgen wieder alle zwei Tage Medienwechsel, beginnend mit dem ersten Tag nach Passage. Hierzu werden die Wells abpipettiert, zweimal mit 750 µl angewärmtem $PBS^+$ gespült und mit frischem Kulturmedium resuspendiert.
Die Zellen bilden einen konfluenten Monolayer. Nach sieben Tagen ist der Monolayer ausgereift und liegt in Pflastersteinform vor. Um eine homogene Form der Oberflächenstruktur zu erhalten, wird der jetzt folgende Medienwechsel mit EBM durchgeführt, das im Gegensatz zu EGM keine Wachstumsfaktoren enthält.
Am achten Tag nach der zweiten Passage erfolgt die Versuchsdurchführung (Abb. 2.2).

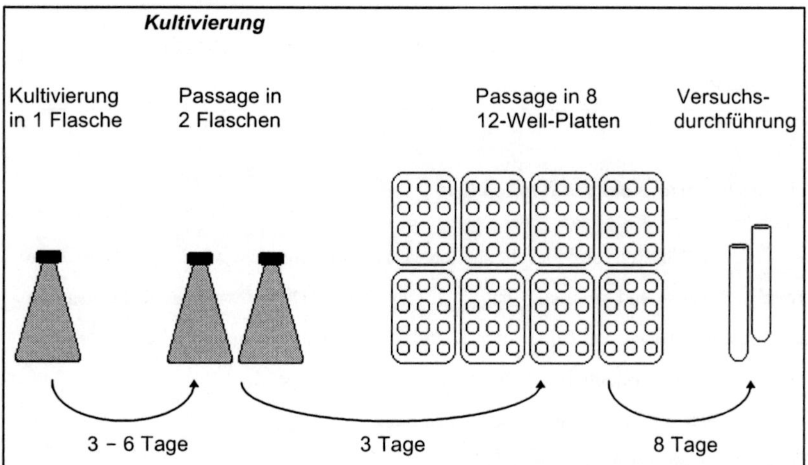


Abbildung 2.2

### 2.2.3 *Von-Willebrand-Färbung*

Neben der optischen Kontrolle wird durch die vWF-Färbung der Nachweis erbracht, daß die kultivierten Zellen tatsächlich Endothelzellen sind. So läßt sich zeigen, daß sich unter den Endothelzellen keine Fibroblasten befinden, die bei der Auslösung mit herausgelöst werden können. Nur Endothelzellen lassen sich in der vWF-Färbung markieren (101).

*Prinzip:* In einer indirekten Fluoreszenzfärbung wird der vWF mit einem spezifischen Antikörper markiert und so für die Fluoreszenzmikroskopie sichtbar gemacht.

*Durchführung:* Um den intrazellulär vorliegenden vWF sichtbar zu machen, muß die Membran der Zellen permeiert werden. Hierzu wird der Überstand eines Wells abgesaugt, der Zellrasen luftgetrocknet und das Well für 15 Minuten mit eiskaltem Methanol beschickt. Nach zwei Waschschritten mit $PBS^+$ (mit 2% BSA) erfolgt die Inkubation mit 20 µl Primärantikörper gegen vWF (mouse anti human) in 180 µl $PBS^+$ über Nacht bei 4°C und hoher Luftfeuchtigkeit. Die Wells werden zweimal mit $PBS^+$ gewaschen und mit 4 µl Sekundärantikörper (goat anti mouse, DTAF-konjugiert) in 200 µl $PBS^+$ sechs Stunden bei 4°C inkubiert. Nach zweimaligem Waschen mit $PBS^+$ wird im Fluoreszenzmikroskop die Fluoreszenzintensität der Zellen beurteilt. Zur Kontrolle wird ein weiteres Well exakt gleich behandelt, jedoch ohne primäre Antikörperinkubation.

## 2.3 Untersuchung der Expression von ICAM-1, E-Selectin und VCAM-1 unter Einfluß der Kolloide

*Prinzip:* Die Endothelzellen werden mit den Kolloiden inkubiert und in verschiedenen Konzentrationen mit TNF-α stimuliert. Die Inkubation mit Antikörpern erfolgt vor der

Auslösung aus den Wells, so daß die Zellen die Konfiguration haben, in der sie gewachsen und stimuliert worden sind, sie sind zu 100% vital. Die fluoreszierenden Antikörper sind spezifisch gegen die verschiedenen Adhäsionsmoleküle gerichtet und gehen mit ihnen auf der Zelloberfläche eine Bindung ein. Sie werden im Sättigungsbereich eingesetzt, d. h. die Fluoreszenzfärbung ist ausschließlich von der Menge der Adhäsionsmoleküle abhängig. Die für den Sättigungsbereich notwendige Antikörpermenge wurde in Vorversuchen austitriert.

Nach der Auslösung aus den Wells werden die Zellen mit der Fixierlösung CellFix® versetzt, so daß ihr Zustand über mehrere Stunden erhalten bleibt.

Im Durchflußzytometer gelangen die Zellen als Suspension durch einen kapillaren Flüssigkeitsstrom, in der die Fluoreszenzfarbstoffe Fluoresceinisothyocyanate (FITC) und Phycoerythrin (PE) durch Laserenergie angeregt werden. Diese mit den Antikörpern konjugierten Fluoreszenzfarbstoffe emittieren Licht einer spezifischen Wellenlänge. So erhält man für jede einzelne Zelle einen Wert über deren Fluoreszenzintensität. Das reflektierte Licht liefert außerdem für jede Zelle Informationen über die Parameter Größe und Granularität, so daß sich die gemessenen Ereignisse klar von eventuellen Verunreinigungen und Zelltrümmern abgrenzen lassen. Bei jeder Messung werden 5000 Zellen erfaßt und der Median der relativen Fluoreszenzen errechnet.

*Durchführung:* Für den Versuch werden 82 Wells benötigt. Diese Zahl resultiert aus drei Stimulationsgruppen zu je 27 Wells sowie aus einem weiteren Well für die Isotypkontrolle, die zur Bestimmung des Anteils der unspezifischen Bindungen dient. Von den 27 Wells werden je 9 Wells für jeweils ein Adhäsionsmolekül gebraucht. Davon werden 8 mit je einem Kolloid inkubiert, das neunte dient als Kontrolle, bleibt also frei von Kolloiden.

Die Zellkulturplatten befinden sich bis zur Auslösung der Zellen aus den Platten im Brutschrank, nur für die Arbeitsschritte werden sie für kurze Zeit in die Werkbank gestellt.

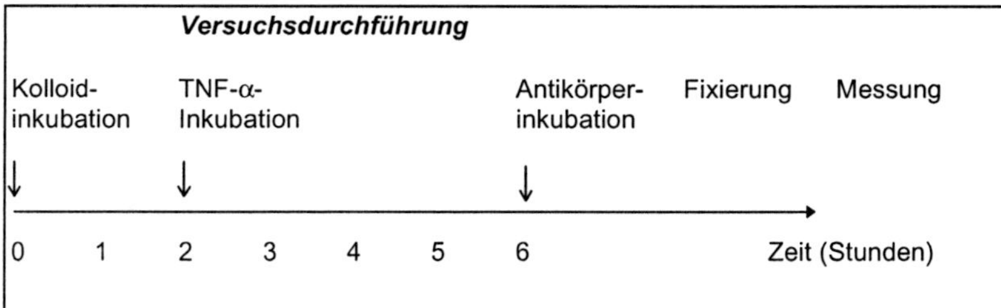


Abbildung 2.3

Zum Zeitpunkt 0 (Abb. 2.3) wird das jeweilige Kolloid in EBM (+ 10% FCS) in einer Konzentration von 5 mg/ml in die Wells gegeben.

Zwei Stunden später wird zur Stimulation der Zellen TNF-α in EBM in verschiedenen Konzentrationen zu der Kolloid-EBM-Lösung hinzugefügt. Dadurch werden die für die Fragestellung interessanten klinischen Situationen wie Ischämie / Reperfusion (s. Einleitung) simuliert. Hierzu werden drei Stimulationsgruppen erstellt. Die erste Gruppe erhält 100 µl EBM (+ 10% FCS) ohne TNF-α, die zweite Gruppe 0,5 ng TNF-α und die dritte 10 ng TNF-α, jeweils in 100 µl EBM (+ 10% FCS). Die drei Stimulationsgruppen lauten also wie folgt:

- unstimuliert (ohne TNF-α)
- niedrig stimuliert (0,5 ng TNF-α / ml $PBS^+$)
- hoch stimuliert (10 ng TNF-α / ml $PBS^+$)

Nach 6 Stunden werden die Wells dreimal mit 1 ml $PBS^+$ gewaschen. Nun werden die Endothelzellen in 200 µl EBM (+10% FCS) mit den Antikörpern inkubiert: In jeweils 9 Wells werden 60 µl Anti-ICAM (CD54), 40 µl Anti-E-Selectin (CD62E) bzw. Anti-VCAM (CD106) gegeben. Das Well für die Isotypkontrolle wird mit unspezifischen Antikörpern inkubiert: 60 µl PE-konjugierte und 40 µl FITC-markierte Antikörper. Nach 30-minütiger Inkubation im Brutschrank (37°C) werden die Zellen dreimal mit 0,5 ml $PBS^-$ gewaschen, mit 200 µl Trypsin-EDTA vom Boden der Wells gelöst, und anschließend mit 200 µl Trypsin-Inhibitor versetzt. Die Zellsuspension wird mit

CellWash® verdünnt und in Röhrchen pipettiert. Die Röhrchen werden bei 210 g acht Minuten zentrifugiert, der Überstand abgegossen und das Zellpellet mit 250 µl CellFix® fixiert.

Anschließend erfolgt die Messung der Fluoreszenzintensität mittels Durchfluß-zytometrie.

## 2.4 Untersuchung der Expression von P-Selectin unter Einfluß der Kolloide

*Prinzip:* Die Endothelzellen werden mit den Kolloiden inkubiert und in verschiedenen Konzentrationen stimuliert. Da P-Selectin nur für wenige Minuten an der Zelloberfläche erscheint, müssen die Zellen kurz nach der Stimulation fixiert werden. Die Inkubation mit Antikörpern erfolgt vor der Auslösung aus den Wells. Mit einem gegen P-Selectin gerichteten, primären Antikörper, und einem gegen diesen gerichteten, PE-konjugierten Sekundärantikörper werden die an der Oberfläche exprimierten P-Selectin-Moleküle markiert. Die Antikörper werden hierbei im Sättigungsbereich eingesetzt. Die für den Sättigungsbereich notwendigen Antikörpermengen wurden in Vorversuchen austitriert. Nach Auslösung aus den Platten werden die Fluoreszenzintensitäten der Zellen im Durchflußzytometer bestimmt.

*Durchführung:*

Anfertigen der Fixierlösung [2% Paraformaldehyd und 0,5% Glyoxal in $PBS^-$]:

80 mg Paraformaldehyd werden in 10 ml $PBS^-$ im Wasserbad bei 80°C gelöst. Nach Zugabe von 10 ml $PBS^-$ wird mit Hilfe von NaOH bzw. HCl ein pH-Wert von 7,2 austitriert. Anschließend werden 20 ml $PBS^-$ und 500 µl Glyoxal-Lösung (40%ig) dazugegeben.

Für diese Versuchsreihe werden 36 Wells eingesetzt. Hiervon werden jeweils 11 für eine Stimulationsgruppe gebraucht, wovon je 8 mit Kolloid beschickt werden und 3 zur Kontrolle dienen. Durch den Einsatz von drei Kontroll-Wells anstatt einem konnte die Standardabweichung der Ergebnisse verringert werden (s. Kapitel 3, Ergebnisse). Das zwölfte Well dient als Isotypkontrolle und wird nicht mit primärem Antikörper inkubiert, um den Anteil der unspezifischen Bindungen des sekundären Antikörpers anzuzeigen.

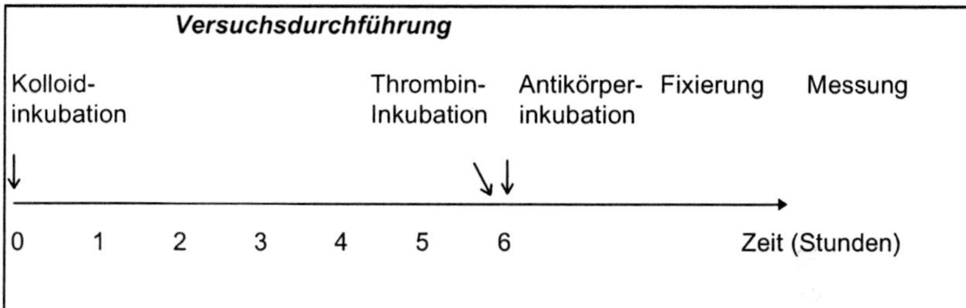


Abbildung 2.4

Zum Zeitpunkt 0 werden die Wells mit 250 µl Kolloid in EBM (+ 10% FCS) inkubiert, so daß die Konzentration je 5 mg/ml beträgt. Die Kontroll-Wells werden mit EBM (+ 10% FCS) ohne Kolloid inkubiert. Für die sechsstündige Inkubation werden die Wells in den Brutschrank gestellt. Um die Einflüsse durch Kolloide für Situationen unterschiedlicher Aktivität der Adhäsionsmoleküle untersuchen zu können, werden die Endothelzellen in drei Graden ansteigender Intensität stimuliert:

- unstimuliert (nur $PBS^+$ ohne Thrombin)
- niedrig stimuliert (0,05 U Thrombin / ml $PBS^+$)
- hoch stimuliert (2 U Thrombin / ml $PBS^+$).

Die Wells werden hierzu nach der Kolloid-Inkubation abgesaugt und sofort mit Thrombin in 300 µl 37°C warmem $PBS^+$ versetzt. Zwei Minuten später werden die Wells abgesaugt und sofort mit 200 µl Fixierlösung beschickt, die nach zehn Minuten

mit 1800 µl $PBS^-$ auf 1:10 verdünnt wird. Nach Waschen mit $PBS^+$ werden die Zellen mit 40 µl Anti-P-Selectin in 200 µl $PBS^+$ bei Raumtemperatur für 30 Minuten inkubiert. Die als Isotypkontrolle dienenden Wells verbleiben in $PBS^+$. Nach zwei Waschschritten erfolgt eine zwanzigminütige Inkubation (Raumtemperatur) mit 10 µl des Sekundärantikörpers in 190 µl $PBS^+$. Schließlich werden die Zellen noch einmal gewaschen und mittels 0,1% Collagenase in $PBS^-$ aus den Wells herausgelöst. Nach Zusetzen von 2 ml $PBS^-$ wird die Zellsuspension in Röhrchen pipettiert, bei 210 g acht Minuten zentrifugiert, der Überstand abgegossen und erneut mit 250 µl $PBS^-$ versetzt.
Die Fluoreszenzintensitäten werden im Durchflußzytometer (FACSort, Becton & Dickinson, Heidelberg, Software: CellQuest) gemessen.

## 2.5 Statistische Auswertung der Daten

Bei jeder Messung wurden 5000 Ereignisse erfaßt und von diesen der Median (Software: CellQuest) bestimmt. Mit den so erhaltenen Rohdaten wurde eine Varianzanalyse (Software: JUMP) durchgeführt. Durch dieses statistische Verfahren werden Einflüsse eliminiert, die zu einer Streuung der Daten führen: Erstens, voneinander abweichende Reaktionen der verschiedenen Zellkulturen auf den gleichen Stimulus bei konstanter Reaktion innerhalb einer Zellkultur und zweitens, voneinander abweichende Einflüsse des Stimulus auf das Substrat bei gleichbleibender Reaktion innerhalb einer Zellkultur. Die Signifikanztestungen wurden mit dem Signifikanzniveau $p < 0,01$ gegen die Kontrolle durchgeführt (Software: JUMP). Um die Fehlerwahrscheinlichkeit niedrig zu halten, erfolgte die Signifikanztestung nur für die folgenden Kolloide: DEX 70, HES 200, GEL und ALB. Die Signifikanz wurde bei den Adhäsionsmolekülen ICAM-1, E-Selectin und VCAM-1 für die Basalexpression und die submaximale Stimulation, bei P-Selectin zusätzlich auch für die maximale Stimulation getestet. Nach Durchführung der Varianzanalyse wurden die Konfidenzintervalle aus den Mittelwerten gemäß der Formel SD = M + - 1,96 x SD berechnet (SD = Standardabweichung, M = Mittelwert).

## 2.6 Messung der Endotoxinkonzentrationen in den verwendeten Kolloidpräparaten

***Coatest® Plasma-Endotoxin-Test***

1. Proenzym $\xrightarrow{\text{Endotoxin}}$ Enzymsystem

2. S-2423 $\xrightarrow{\text{Enzymsystem}}$ Peptid + pNA

Abbildung 2.5

Das Limulus Amebocyte Lysate (LAL), ein Reagenz, das aus gereinigten Blutzellen des Limulus polyphemus gewonnen wird, beinhaltet ein Enzymsystem, das in der Gegenwart von Endotoxin aktiviert wird. Die aktivierten Enzyme spalten para-nitro-Anilin (pNA) von dem chromogenen Substrat S-2423 und produzieren so eine gelbe Farbe (Abb. 2.5). Die pNA-Freisetzung wird photometrisch bei 405 nm gemessen und ist ein Maß für den Endotoxingehalt der betreffenden Lösung. Durch Erstellung einer Eichkurve mit Proben definierten Endotoxingehalts kann der Endotoxingehalt der untersuchten Lösungen in Units / ml angegeben werden.

# 3. Ergebnisse

## 3.1 Endotoxinkonzentrationen in den Lösungen

Tabelle 3.1

| ***Substanz*** | **Endotoxinkonzentration (EU/ml)** |
|---|---|
| $H_2O$ | nicht nachweisbar |
| *PBS*$^+$ | 0,008 |
| *EGM* | 0,363 |
| *EBM* | 0,278 |
| *DEX 40* | 0,007 |
| *DEX 70* | 0,138 |
| *GEL* | 0,166 |
| *HA* | 0,058 |
| *HES 70* | 0,012 |
| *HES 130* | 0,023 |
| *HES 200* | 0,204 |
| *HES 450* | 0,207 |

# 3.2 Die Expression der Adhäsionsmoleküle

## *3.2.1 Expression von E-Selectin*

**Basalexpression:**

Unstimulierte Endothelzellen exprimierten kein E-Selectin. Auch die Inkubation mit verschiedenen Kolloiden erbrachte keine Änderung der Expression (Abb. 3.1).

**E-Selectin (CD62E), Basalexpression, 95%-Konfidenzintervalle**

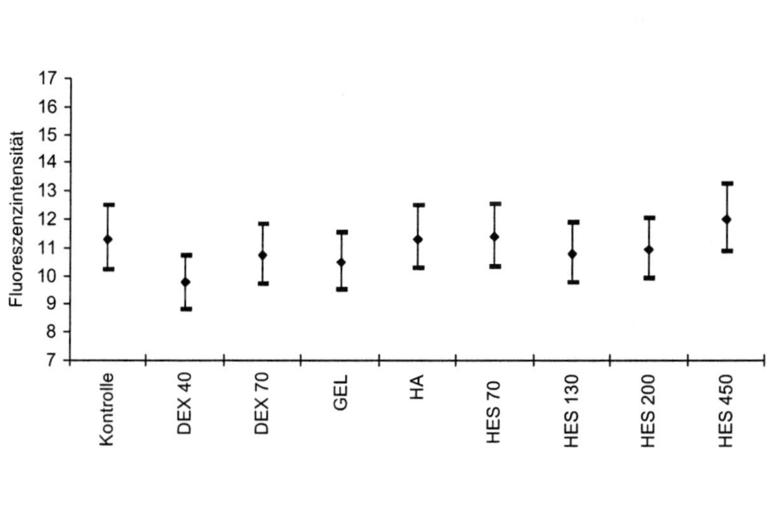


Abbildung 3.1

**Submaximale Stimulation (0,5 ng/ml TNF-α, 4 Stunden):**

Nach Stimulation stieg die E-Selectin-Expression deutlich an. Unter Inkubation mit HA zeigte sich gegenüber der Kontrolle eine Steigerung von 29% ($p < 0,01$), nach Inkubation mit GEL um 21% ($p < 0,01$). DEX 70 führte zu einer mittleren Steigerung von 12%. Bei den restlichen Kolloiden ergaben sich Abweichungen, die unter 10% lagen (Abb. 3.2).

**E-Selectin (CD62E), submaximale Stimulation (0,5 ng/ml TNF), 95%-Konfidenzintervalle, * p < 0,01**

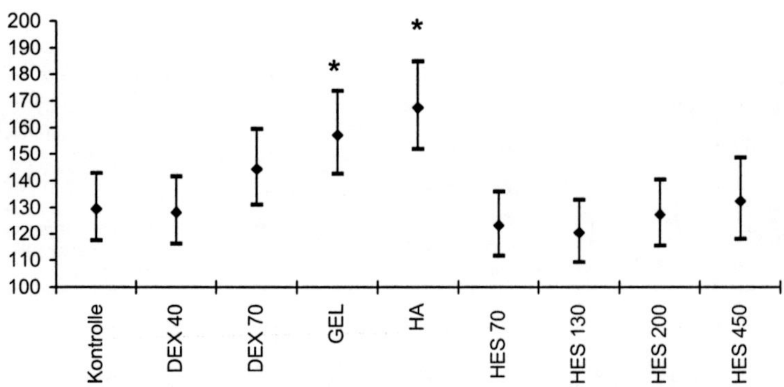


Abbildung 3.2

**Maximale Stimulation (10 ng/ml TNF-α, 4 Stunden):**

Die maximale Stimulation führte zu einem weiteren Anstieg der E-Selectin-Expression. Das Expressionsmuster glich demjenigen nach submaximaler Stimulation. Im Mittel steigerte die Inkubation mit HA die Expression um 16%, die Inkubation mit GEL um 14%. Eine erniedrigte Expression zeigte sich nach Inkubation mit HES 450 um 15%, nach HES 130 um 10%. Die restlichen Abweichungen von der Kontrolle lagen unter 10% (Abb. 3.3).

**E-Selectin (CD62E), maximale Stimulation (10 ng/ml TNF), 95%-Konfidenzintervalle**

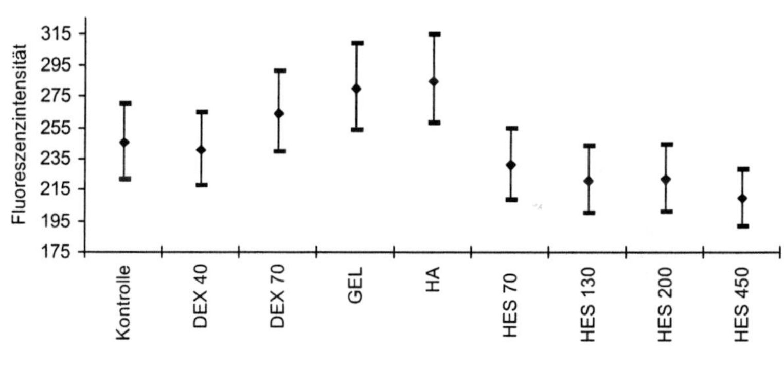


Abbildung 3.3

### *3.2.2 Expression von ICAM-1*

**Basalexpression:**

ICAM-1 wurde auch ohne Stimulation in geringem Maße exprimiert. Diese basale Expression ist für ICAM-1 üblich (8). Hier zeigte sich eine signifikante Steigerung um 38% unter Inkubation mit HA. Die Expression nach Inkubation mit HES 450 war im Mittel gegenüber der Kontrolle um 22% gesteigert (Abb. 3.4).

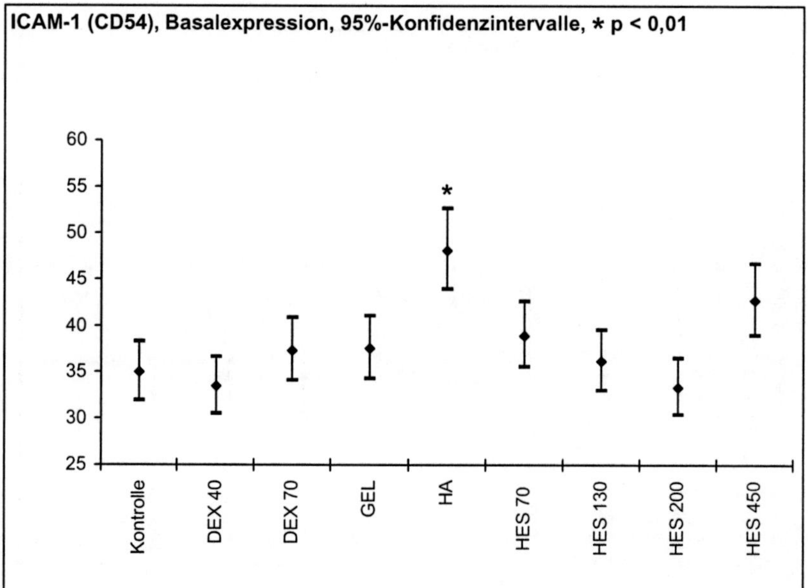


Abbildung 3.4

**Submaximale Stimulation (0,5 ng/ml TNF-α, 4 Stunden):**

Hier kam es zu einem deutlichen Anstieg der ICAM-1-Expression. In dieser Stimulationsgruppe war die Expression bei den mit DEX 70, GEL und mit HA inkubierten Zellen im Mittel um 15% gegenüber der Kontrolle erhöht (Abb. 3.5). Ein signifikanter Unterschied zur unbehandelten Kontrolle fand sich jedoch nicht.

**ICAM-1 (CD54), submaximale Stimulation (TNF 0,5 ng/ml), 95%-Konfidenzintervalle**

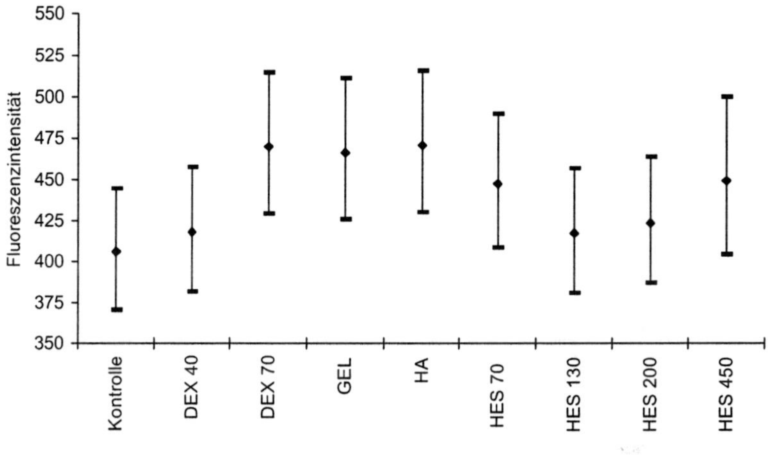


Abbildung 3.5

**Maximale Stimulation (10 ng/ml TNF-α, 4 Stunden):**

Bei maximaler Stimulation war die ICAM-1-Expression gegenüber der submaximalen Stimulation nur wenig erhöht. Hier fand sich gegenüber der Kontrolle nach Inkubation mit GEL eine um 18% erhöhte Expression, nach HA-Inkubation betrug die Steigerung 13% und nach Inkubation mit HES 450 lag sie bei 10%. Die sonstigen Abweichungen von der Kontrolle betrugen weniger als 10%. (Abb. 3.6).

**ICAM-1 (CD54), maximale Stimulation (TNF 10 ng/ml), 95%-Konfidenzintervalle**

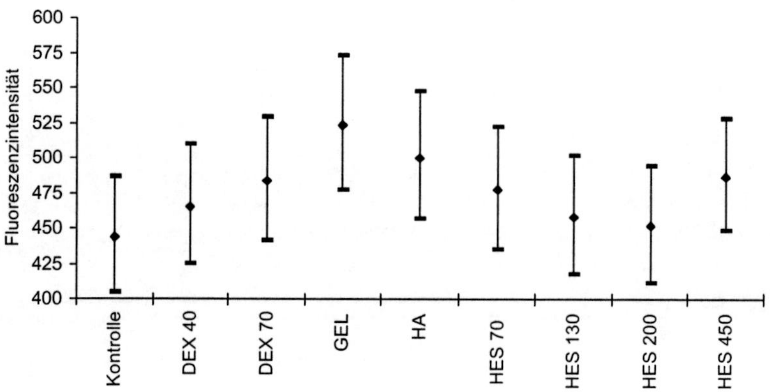


Abbildung 3.6

### *3.2.3 Expression von VCAM-1*

**Basalexpression:**

VCAM-1 wurde von unstimulierten Endothelzellen nicht exprimiert (Abb. 3.7).

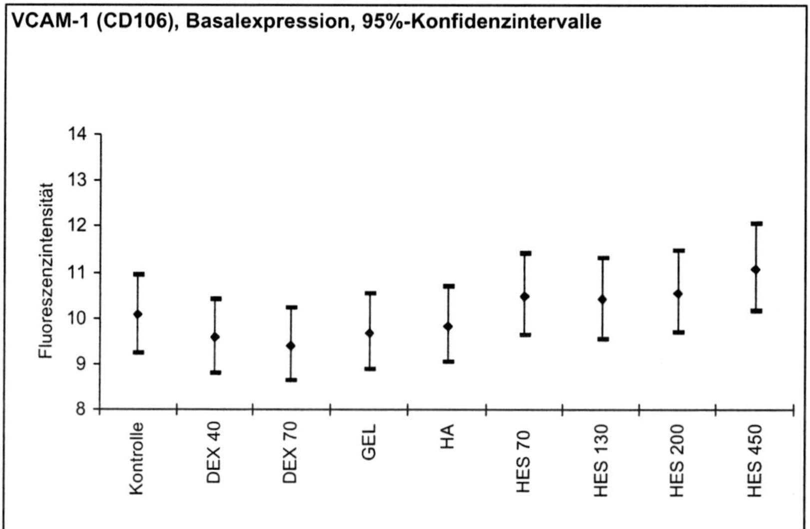


Abbildung 3.7

**Submaximale Stimulation (0,5 ng/ml TNF-α, 4 Stunden):**

Diese Stimulation führte zu einem deutlichen Anstieg der VCAM-1-Expression. Die Inkubation mit HA führte zu einer signifikanten Erniedrigung der Expression um 16%, die restlichen Abweichungen lagen unter 10% (Abb. 3.8).

**VCAM-1 (CD106), submaximale Stimulation (0,5 ng/ml TNF), 95%-Konfidenzintervalle, * p < 0,01**

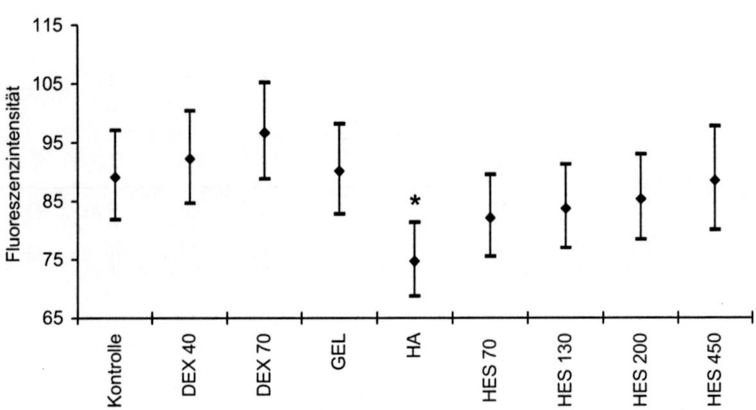


Abbildung 3.8

**Maximale Stimulation (10 ng/ml TNF-α, 4 Stunden):**

Bei hoher Stimulation ergaben sich keine signifikanten Abweichungen der kolloid-inkubierten Zellen von der Kontrolle. Die Werte von DEX 70 waren im Mittel um 12% erhöht, die Werte von GEL um 15%. Die Werte von HA lagen im Mittel um 9% unter der Kontrolle. Die restlichen Abweichungen waren gering (Abb. 3.9).

**VCAM-1 (CD106), maximale Stimulation (10 ng/ml TNF), 95%-Konfidenzintervalle**

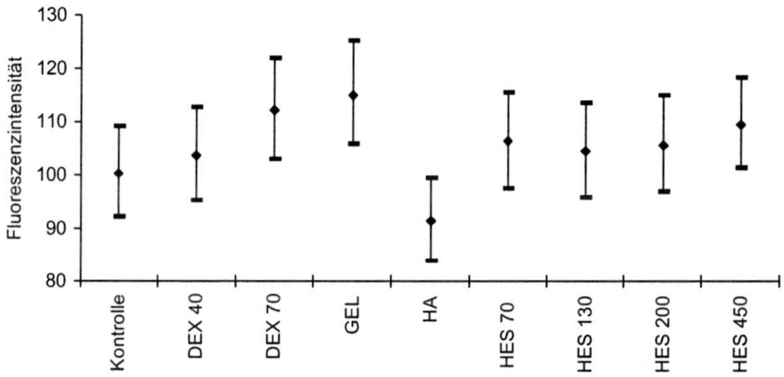


Abbildung 3.9

### *3.2.4 Expression von P-Selectin*

**Basalexpression:**

Unstimulierte HUVEC zeigten eine relative Fluoreszenz zwischen 2 und 4 (Abb. 3.10). Die Fluoreszenz war nach Inkubation mit HES 450 und nach Inkubation mit HES 200 ($p < 0{,}01$) um 10 % gegenüber der Kontrolle gesteigert.

**P-Selectin (CD62P), Basalexpression, 95%-Konfidenzintervalle**

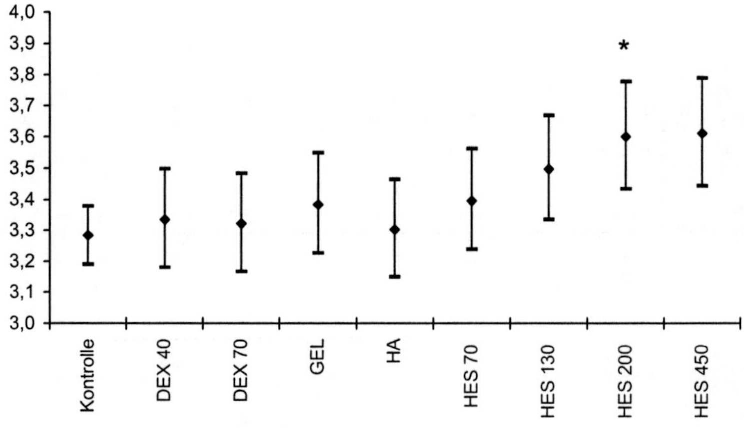


Abbildung 3.10

**Submaximale Stimulation (0,05 U/ml Thrombin, 2 Minuten):**

Diese Stimulation führte zu keiner wesentlichen Steigerung der Fluoreszenzintensität; (Abb. 3.11). Die Fluoreszenz war nach Kolloidinkubation gegenüber der Kontrolle etwas vermindert.

**P-Selectin (CD62P), submaximale Stimulation (0,05 U/ml Thrombin), 95%-Konfidenzintervalle**

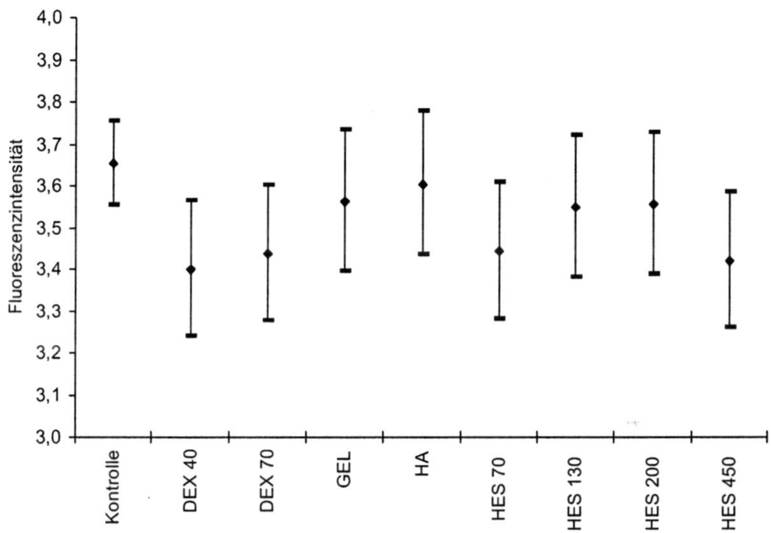


Abbildung 3.11

**Maximale Stimulation (2U/ml Thrombin, 2 Minuten):**

Hier kam es zu einer deutlichen Fluoreszenzsteigerung um ca. 30% gegenüber dem Basalwert (Abb. 3.12). Die Abweichungen von der Kontrolle waren sehr gering.

**P-Selectin (CD62P), maximale Stimulation (Thrombin 2 U/ml), 95%-Konfidenzintervalle**

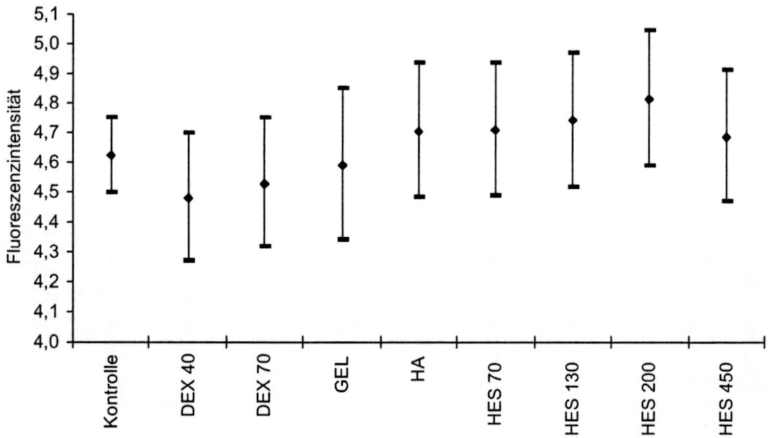


Abbildung 3.12

## 3.3 Darstellung der Ergebnisse nach Kolloid geordnet

### *3.3.1 Signifikante Abweichungen ($p < 0{,}01$) der Expression vom Kontrollwert*

Tabelle 3.2

| **Kolloid** | **Adhäsionsmolekül** | **Zustand** | **Effekt** | **Ausmaß** |
|---|---|---|---|---|
| HA | ICAM-1 | Basalexpression | ↑ | 38 % |
| HA | E-Selectin | submax. Stimulation | ↑ | 29 % |
| HA | VCAM-1 | submax. Stimulation | ↓ | 16 % |
| GEL | E-Selectin | submax. Stimulation | ↑ | 21 % |
| HES 200 | P-Selectin | Basalexpression | ↑ | 10 % |

# 4. Diskussion

Die Indikation für Plasmaersatzmittel erstreckt sich über die Volumentherapie bei Trauma, akutem Blutverlust, Schock und Sepsis in Anästhesie und Intensivmedizin (31) bis hin zur Hämodilution bei Störungen der Mikrozirkulation, z. B. beim Hörsturz (11).
In der vorliegenden Arbeit wurde der spezifische Einfluß kolloidaler Plasmaersatzmittel auf die Expression endothelialer Adhäsionsmoleküle untersucht. Getestet wurden hierbei alle im klinischen Gebrauch befindlichen Kolloide: die künstlichen Kolloide Dextran (DEX) mit den Molekülmassen 40.000 und 70.000 D, Hydroxyethylstärke (HES) mit den Molekülmassen 70.000, 130.000, 200.000 und 450.000 D und Gelatine (GEL) sowie das natürliche Kolloid Humanalbumin (HA). Untersucht wurde die Expression der Adhäsionsmoleküle ICAM-1 (CD54), VCAM-1 (CD106), E-Selectin (CD62E) und P-Selectin (CD62P).
Hierzu wurden aus Nabelschnurvenen gewonnene Endothelzellen kultiviert und bei Vorliegen eines geschlossenen Zellrasens mit verschiedenen Kolloiden inkubiert. Durch Gabe des Zytokins TNF-α bzw. des Gerinnungsfaktors Thrombin zu den verschiedenen Zellgruppen konnten zudem Informationen über die Reaktionsweise unter Stimulation gewonnen werden. Nach der Kolloid-Inkubation erfolgte eine Inkubation mit spezifischen, gegen die Adhäsionsmoleküle gerichteten Antikörpern, die an einen Fluoreszenzfarbstoff gekoppelt waren. Nach Fixierung der Zellen wurde die Fluoreszenzintensität der Zellen mittels Durchflußzytometrie bestimmt und damit die Expression der Adhäsionsmoleküle ermittelt.

## 4.1 Zur Methodik

### *4.1.1 Kultivierung*

Die Gewinnung und Kultivierung von Endothelzellen erfolgte nach einer modifizierten Methodik von Jaffe et al, 1973 (42). Die optimale Konzentration und die Einwirkzeit der Collagenase, die für die Auslösung der Endothelzellen aus der Nabelschnurvene notwendig war, wurden in Vorversuchen ermittelt. Beide Größen konnten gegenüber Jaffe reduziert und somit das Risiko einer möglichen traumatischen Schädigung der Endothelzellen verringert werden. Die früher verwendeten Nährmedien wurden durch das heute im Handel erhältliche „endothelial cell growth medium“ (EGM) ersetzt.

Die häufigeren Medienwechsel, alle zwei Tage anstatt zweimal pro Woche, führten zu einem kontinuierlichen Wachstum der Kulturen, zudem lösten sich nur wenige Zellen vom Boden ab. Durch die damit verbundenen Waschschritte konnten tote Zellen und Zelltrümmer, die das Wachstum der Kultur hätten beeinträchtigen können, frühzeitig entfernt werden. Die mikroskopische Kontrolle ergab stets ein gutes Zellwachstum mit hoher Vitalität. Die Zeiträume waren ab der ersten Passage standardisiert, somit konnten unerwünschte Einflüsse durch ein etwaig unterschiedliches Reifestadium der verschiedenen Zellkulturen vermieden werden.

Aufgrund ihrer einfachen Zugänglichkeit wurden HUVEC (human umbilical vein endothelial cells) verwendet. Da die verschiedenen Gefäße des venösen Systems kein identisches Expressionsmuster zeigen (38, 91), können die Effekte in einem anderen Gefäßbett etwas anders sein.

Die Expression von Adhäsionsmolekülen ist abhängig von Alter, Geschlecht und Blutgruppe (10). Um Streuungen der Ergebnisse durch das Pooling von Zellen zu vermeiden, wurden für jede Versuchsreihe die Zellen *einer* Zellkultur und somit *eines* Individuums verwendet. So konnten diese Streuungen, die durch die interindividuellen Unterschiede der Zellkulturen entstehen, mit Hilfe der statistischen Auswertung eliminiert und die Standardabweichung gering gehalten werden.

Am Tag vor der Versuchsdurchführung wurde beim Wechsel des Nährmediums das bis dahin verwendete EGM durch „endothelial cell basal medium“ (EBM) mit 10% FCS ersetzt. In diesem Medium sind keine Wachstumsfaktoren enthalten, wodurch eine homogenere Form der Oberflächenstruktur der Zellen erzielt wird (79).

### *4.1.2 Wahl der Stimuli*

**TNF-α**

Die Wahl des Stimulus für die Expression der Adhäsionsmoleküle ICAM-1, VCAM-1 und E-Selectin fiel auf TNF-α (Tumornekrosefaktor-alpha).
Im Tiermodell wurde gezeigt, daß durch Applikation dieses Faktors die Symptomatik eines septischen Schocks ausgelöst werden kann (43, 98). Zudem konnte im Tierversuch durch den Einsatz von Antikörpern gegen TNF-α die Letalität bei septischem Schock herabgesetzt werden (1, 35, 43, 73, 97).
Der Tumornekrosefaktor stimuliert die Expression von Adhäsionsmolekülen (88, 94). TNF-α wird physiologischerweise von Monozyten (62, 70) und Endothelzellen synthetisiert und auf spezifische Reize hin ins Blut abgegeben.
Im klinischen Alltag spielt TNF-α eine Rolle bei Entzündungen, Gewebeschäden sowie bei Volumenverlusten infolge eines septischen oder traumatischen Schocks (7, 15, 56, 69, 98).

**Thrombin**

Als Stimulus für P-Selectin wurde Thrombin gewählt.
Thrombin spielt in Situationen eine Rolle, in denen es zu Gewebeschäden kommt und wird aus Prothrombin (Faktor II) sowohl über die direkte wie auch die indirekte Gerinnungskaskade in die aktive Form überführt (86).
Thrombin führt innerhalb von Minuten zu einer Expression von P-Selectin an der Zelloberfläche, die wenige Minuten später wieder zurückgeht (88, 96). Die ideale Inkubationsdauer liegt bei 2 Minuten (45); sie wurde in Vorversuchen ermittelt.

### *4.1.3 Endotoxintest*

Da Endotoxin die Expression von Adhäsionsmolekülen erheblich steigern kann (2, 17), wurde zum Ausschluß einer relevanten Endotoxin-Konzentration ein quantitativer Nachweis durchgeführt. Die gemessenen Werte lagen in einem für die Infusion beim Menschen zugelassenen Bereich. Zudem fand sich keine Korrelation der Endotoxinkonzentrationen zur Expression der Adhäsionsmoleküle.

### *4.1.4 Versuchsdurchführung*

Für die Kolloidinkubation wurde eine Dauer von sechs Stunden gewählt. Dies entspricht in etwa der Halbwertzeit der Plasmaersatzmittel (31). Aus der vierstündigen Stimulation mit TNF-α resultiert eine optimale Aktivierung von Endothelzellen (88), die mit der Expression von ICAM-1, VCAM-1 und E-Selectin reagieren (60); dieser Zeitraum scheint somit für eine geplante Messung geeignet.

Die TNF-α-Inkubation erfolgte zwei Stunden nach Beginn der Kolloidinkubation, um einen ausreichenden Zeitraum für die Kolloid-Endothelzell-Interaktionen ohne Anwesenheit des Tumornekrosefaktors zu gewährleisten.

Um die gemessenen Werte von unspezifischen Fluoreszenzen abgrenzen zu können, wurden letztere mittels unspezifischer Antikörper – der Isotypkontrolle – bestimmt. Bei der Versuchsreihe zu P-Selectin wurde zu jeder Stimulation eine separate Isotypkontrolle durchgeführt. Dies war nötig, da sich die Endothelzellen durch die Thrombinstimulation zusammenzogen und somit das unspezifische Bindungsverhalten des sekundären Antikörpers je nach Stimulation aus mechanischen Gründen in unterschiedlicher Weise beeinflußten. Durch die Verwendung je einer Isotypkontrolle pro Stimulationsgruppe konnte dieser systematische Fehler ausgeschlossen und die Empfindlichkeit des Nachweisverfahrens für P-Selectin gesteigert werden.

Die Hersteller der Antikörper schlagen vor der Antikörperinkubation ein Auslösen der Zellen aus den Wells vor. Statt dessen wurde eine Inkubation in den Wells im Brutschrank bei 37°C gewählt. Dadurch entfällt das traumatische und eventuell einflußnehmende Geschehen des Trypsinierens vor der Antikörperinkubation, die Zellen sind noch zu fast 100% vital. Ferner wird durch dieses Verfahren ausschließlich die luminale Seite der Endothelzellen mit Antiköpern inkubiert, was der Situation in vivo entspricht, bei der nur die luminale Seite mit Adhäsionsmolekül-Rezeptoren von Leukozyten in Kontakt kommt.

Als Folge mußten die Antikörpermengen höher gewählt werden. Der Endothelzellrasen verteilt sich im Well im Vergleich zum Reagenzglas auf einer erheblich größeren Fläche, wobei sich ein Großteil der Antikörperlösung aufgrund von Adhäsionskräften am Rand des Wells befindet. Die minimale im Sättigungsbereich liegende Menge wurde in Vorversuchen austitriert.

### *4.1.5 Besonderheiten des statischen Modells*

In der hier durchgeführten Versuchsreihe wurden Einflüsse, die durch Strömung verursacht werden können, nicht berücksichtigt. Die in der vorliegenden Versuchsreihe herrschenden statischen Bedingungen sind eine der Grenzen eines in vitro-Versuchs. Eine Beeinflussung der Ergebnisse durch Strömungsbedingungen wurde nicht untersucht. Zwar scheint die Expression von Adhäsionsmolekülen vom Fluß abhängig zu sein (67), aber es ist dabei wohl zu erwarten, daß Kolloideinflüsse auch unter statischen Bedingungen erhalten bleiben. Die hier vorliegenden Ergebnisse wurden alle unter identischen – statischen – Bedingungen gewonnen.

## 4.2 Ergebnisse

In der vorliegenden Arbeit zeigt sich, daß Kolloide die Expression von Adhäsionsmolekülen beeinflussen können.
Unstimulierte Zellen wiesen unter Inkubation mit HA eine um 38% gesteigerte Expression von ICAM-1 ($p < 0,01$) und unter Inkubation mit HES 200 eine um 10% gesteigerte Expression von P-Selectin auf ($p < 0,01$).
Bei submaximal stimulierten Zellen führte die HA-Inkubation zu einer Steigerung der E-Selectin-Expression um 29% ($p < 0,01$) und zu einer Erniedrigung der VCAM-1-Expression um 16% ($p < 0,01$), die Inkubation mit GEL zu einer Steigerung der E-Selectin-Expression um 21% ($p < 0,01$).
Der Effekt der HA-Inkubation auf maximal stimulierte Endothelzellen war ebenfalls deutlich und entsprach weitgehend dem auf submaximal stimulierte Zellen.
Weiterhin fanden sich deutliche Abweichungen (> 10%) von der Kontrolle nach Inkubation mit den hochmolekularen Hydroxyethylstärken HES 450 und HES 130, DEX 70 sowie nach Inkubation mit HA und GEL in anderen Simulationsgruppen.

## 4.3 Die Bedeutung der Kolloide

Die Wasserverteilung zwischen dem Intravasalraum und dem Interstitium wird durch den kolloidosmotischen Druck (KOD) reguliert. Der Hauptträger des kolloidosmotischen Drucks im Plasma ist das natürliche Kolloid Albumin (16, 31). Es stellt mit etwa 50% unter den Plasmaeiweißen die größte Fraktion dar. Eine Abnahme der Albuminkonzentration im Plasma führt durch die Abnahme des KOD zu einer Flüssigkeitsverschiebung ins Interstitium und zu einem interstitiellen Ödem (103). Sinkt im Falle eines Blutverlustes das Intravasalvolumen, muß also nicht nur eine Volumensubstitution erfolgen, sondern auch der kolloidosmotische Druck garantiert werden. Werden hierfür kristalloide Lösungen wie NaCl-Lösungen oder Ringer-Laktat (RL) eingesetzt, strömt die Flüssigkeit schnell aus dem intravasalen in den interstitiellen Raum, und es kommt trotz großer applizierter Mengen durch die Ödembildung zu einer Verminderung der kapillaren Durchblutung (36). Um das zirkulierende Blutvolumen aufrecht zu erhalten und Flüssigkeit im Intravasalraum zu binden, müssen neben Flüssigkeit auch Makromoleküle zugeführt werden, die intravasal längere Zeit persistieren und kolloidosmotische Wirkung entfalten. Zu diesem Zweck kann HA eingesetzt werden. Da dieses aus Spenderblut gewonnen werden muß, ist es nur begrenzt verfügbar und sehr teuer.

Für die klinische Routine stehen heute drei künstliche Kolloide zur Verfügung, die aufgrund ihrer Makromolekularstruktur in der Lage sind, im Intravasalraum einen KOD zu erzeugen: Dextrane, Gelatinelösungen und Hydroxyethylstärke.
Neben dieser unspezifischen physikalischen Eigenschaft haben die Kolloide spezifische Wirkungen auf die Gerinnung und werden in unterschiedlicher Weise phagozytiert und gespeichert (30).

### *4.3.1 Das natürliche Kolloid*

**Humanalbumin**

Humanalbumin (HA) wird aus Spenderblut gewonnen. Die relative Molekülmasse beträgt 69.000 Dalton (31). HA wird glomerulär filtriert, in den Tubuli rückresorbiert und verbleibt daher lange im Kreislauf. Infundiertes HA expandiert das Plasmavolumen, desaggregiert Blutkörperchen und Thrombozyten, senkt dabei die Plasmaviskosität und übt wichtige Transportfunktionen aus (31).
HA-Lösungen sind im Gegensatz zu den künstlichen Kolloid-Lösungen monodispers, d. h. alle Moleküle haben die gleiche Masse (31). Hochkonzentrierte HA-Lösungen (20% oder 25%) wurden früher zur Ödemtherapie und zur Behandlung der akuten Hypoproteinämie eingesetzt. Die künstlichen Kolloide haben HA als Volumenersatz-

mittel heute vollständig abgelöst (32). Über den Einsatz von HA wird noch kontrovers diskutiert (21).

### *4.3.2 Die künstlichen Kolloide*

**Dextran**

***Das Dextranmolekül: Ausschnitt aus einer Hauptkette mit α-(1,6)glykosidischer Bindung***

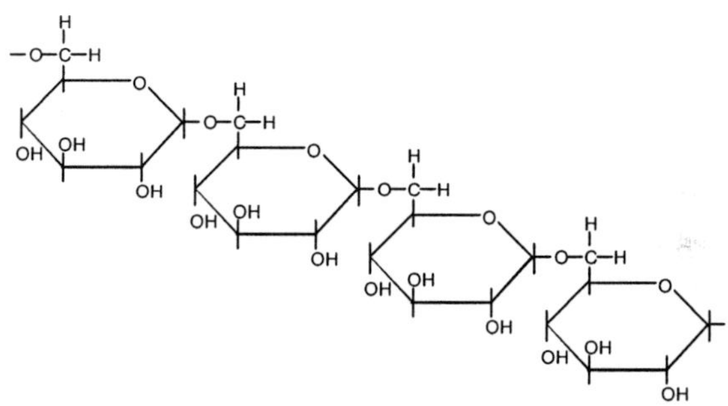


Abbildung 4.1

Als erstes künstliches Kolloid wurde im Jahre 1944 Dextran (DEX) eingeführt. Dextrane sind aus Glukosemolekülen aufgebaute Polysaccharide mikrobieller Herkunft. Das Dextranmolekül ist kettenartig angeordnet, die Länge der Kette variiert zwischen 200 und 450 Glucosemolekülen. Es überwiegt die alpha-1,6-glykosidische Bindung (Abb. 4.1). Die im Handel erhältlichen polydispersen Lösungen enthalten Dextranmoleküle mit durchschnittlichen Molekülmassen von 40.000 bis 75.000 Dalton. DEX besitzt einen volumenexpandierenden Effekt (16, 31), der mit der Konzentration der verabreichten Lösung ansteigt und für die Dauer von zwei bis drei Stunden (DEX 40) bzw. vier bis sechs Stunden (DEX 60 und 70) anhält (31). Sie werden bis zu einer Molekülmasse von 50.000 Dalton renal ausgeschieden, größere Moleküle werden im wesentlichen zu $CO_2$ und $H_2O$ abgebaut (31).

DEX besitzt eine antithrombotische Wirkung. Die Thrombozytenaggregation und die Freisetzung der Plättchenfaktoren wird verhindert, Fibrinogen bleibt bis maximal fünf Tage unter dem Ausgangsniveau erniedrigt (31). Bei einer Dosisbegrenzung auf 1,5 g DEX pro kg Körpermasse innerhalb von 24 Stunden droht jedoch bei einem Patienten mit präoperativ normalem Gerinnungsstatus keine Gefahr durch relevante Störungen der Hämostase (31).

Eine Indikation für DEX sind alle Formen des hypovolämischen und anaphylaktischen Schocks, Störungen der peripheren und zentralen Durchblutung sowie die Thromboseprophylaxe (31).

**Gelatine**

Die 1962 eingeführte Gelatine (GEL) wird durch den Abbau von kollagenem Bindegewebe hergestellt. Nach Spaltung in Peptidketten und deren Verbindung untereinander mittels unterschiedlicher Vernetzungsmittel erhält man drei modifizierte Polypeptide: Oxypolygelatine, modifizierte flüssige Gelatine und harnstoffvernetzte Gelatine (31). Die mittlere Molekülmasse der polydispersen Lösungen beträgt 30.000 bis 35.000 D. Die intravasale Verweildauer liegt bei ca. zwei Stunden, die Elimination erfolgt hauptsächlich renal (16, 31).

GEL ist isoonkotisch und besitzt daher keinen volumenexpandierenden, sondern einen volumenauffüllenden Effekt (16, 31).

Anders als bei HES und DEX ist die Beeinflussung der Blutgerinnung umstritten: Mit succinylierter Gelatine (Gelofusine, B Braun [Medical] Ltd) oder Polygelin-Lösung (Haemaccel, UK Ltd) diluiertes Blut weist eine deutlich reduzierte Gerinnungsfähigkeit auf im Vergleich zu Blut, das mit der gleichen Menge Kochsalzlösung oder Ringer-Lactat verdünnt wurde (4, 61). Eine Beeinträchtigung der Thrombozytenaggregation ist allenfalls gering und möglicherweise durch den Dilutionseffekt bedingt (31).

GEL wird aus Kollagen von Rindern gewonnen. Daher ist die Möglichkeit, mit BSE (Bovine spongiforme Encephalopathie) infiziert zu werden, derzeit nicht völlig auszuschließen, doch kann das Risiko nach der „Bekanntmachung der Sicherheitsanforderungen an Arzneimittel aus Körperbestandteilen vom Rind, Schaf oder Ziege zur Vermeidung des Risikos einer Übertragung von BSE bzw. Scrapie" als unter 1 : 1.000.000 liegend eingeschätzt werden (52).

Gelatinelösungen kommen bei allen Formen des Volumenmangels zum Einsatz (31).

## Hydroxyethylstärke

***Hydroxyethylstärke:*** *Amylopektin [α(1,4)-Glucose Hauptkette mit α(1,6)-Verzweigung], -OH an $C_2$ ersetzt durch $-OCH_2CH_2OH$*

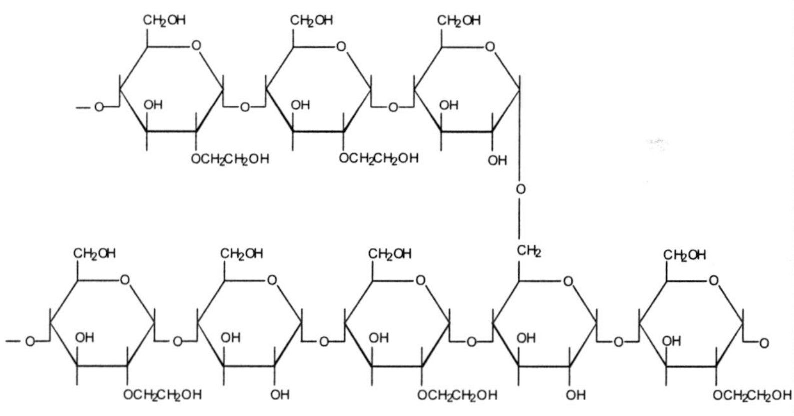


Abbildung 4.2

Seit 1972 gibt es eine dritte Klasse von künstlichen Kolloiden: die Hydroxyethylstärke (HES) (Abbildung 4.2). Als Ausgangsmaterial zur Stärkeherstellung dient das hochverzweigte Amylopektin der Getreidestärke (31). Die Hydroxyethylierung verzögert den hydrolytischen Abbau durch die alpha-Amylase im Serum. Diese Verzögerung ist abhängig vom Grad der Substituierung und der Lokalisation am Glucosering (31). Der Substitutionsgrad bezeichnet die Anzahl der mit einem oder mehreren Hydroxyethylgruppen versehenen Glucosemoleküle. HES 200/0,5 bedeutet somit: HES mit einer mittleren relativen Molekülmasse von 200.000 Dalton und einem Substitutionsgrad von 0,5; d. h. 50% aller Glucosemoleküle sind mit mindestens einer Hydroxyethylgruppe substituiert (31).

Das HES-Molekül ist ein hochverzweigtes, kompaktes Kugelmolekül. Es ist als polydisperses Gemisch mit den mittleren Molekülmassen 450.000, 200.000 und 70.000 D im Handel erhältlich (31), und seit kurzem auch mit der mittleren Molekülmasse 130.000 D zugelassen (78). Die Ausscheidungskinetik von HES – anders als bei DEX oder GEL, bei denen nur die mittlere Molekülmasse von Bedeutung ist – wird vom Substitutionsgrad bestimmt (28) und beträgt für HES 200/0,5 vier bis sechs Stunden sowie für HES 200/0,62 und HES 450/0,7 sechs bis acht Stunden. Nach enzymatischer Spaltung durch die alpha-Amylase in der Blutbahn erfolgt die renale Eliminierung der Spaltprodukte (16, 28).

HES bewirkt eine Expansion des Plasmavolumens. Diese Wirkung ist um so größer, je höher die Konzentration der Lösung ist (16, 31).

Neben dem erwünschten Volumeneffekt führt HES zu einer Erniedrigung der Faktor VIII-Konzentrationen um ca. 18% (47, 99). Dieser bei Gesunden nicht relevante Effekt kann – sofern für notwendig erachtet – mit Desmopressin (Minirin®) therapiert werden. Somit steht bei HES eine echte therapeutische Option bei klinisch manifester Blutungsneigung, die durch Kolloide bedingt sein könnte, zur Verfügung (24). Ferner kommt es zu einer Erniedrigung des Fibrinogens, die über die Dauer der Dilutionswirkung hinausgeht (31). Die Wahrscheinlichkeit eines anaphylaktischen Schocks ist bei HES gegenüber anderen Kolloiden gering (33, 53).

Zum Einsatz kommt HES als Volumenersatz und bei hämorheologischen Indikationen (11, 31). Es ist heute das am weitesten verbreitete Kolloid (12).

## 4.4 Ischämie / Reperfusion

Die Auswirkungen einer Gewebeischämie - Laktatazidose, Verlust energiereicher Substrate und Zellschwellung - sind abhängig von der Dauer der Hypoxie, der Ischämietoleranz des Gewebes sowie von metabolischem Bedarf, Aktivität und Energiereserve der Zelle (64). Obwohl Reperfusion und Reoxygenation zum Erhalt der zellulären Integrität notwendig sind, zeigte sich, daß der ischämiebedingte Gewebeschaden durch die postischämische Reperfusion verstärkt wird (9, 20, 64, 74, 106). Die Pathogenese dieses Reperfusionsschadens beinhaltet eine Akkumulation von Leukozyten und eine Erhöhung der Gefäßpermeabilität mit Schwellung von Endothelzellen und interstitiellem Ödem, die letztlich entscheidend zu einer fortbestehenden Minderperfusion beitragen (64). Das kapillare Perfusionsversagen verlängert die Dauer der Ischämie über den Zeitraum der postischämischen Reperfusion hinaus und führt durch den weiterhin gestörten Metabolismus zum Gewebeschaden. Demgegenüber bewirkt die Reperfusion der Mikrogefäße mit Wiedereintritt von $O_2$ in die Kapillaren die Bildung von Sauerstoffradikalen sowie die Akkumulation von Leukozyten und deren Adhärenz am Endothel postkapillarer Venolen („Reflow-Paradox") (64). Die aktivierten Leukozyten bilden weitere Sauerstoffradikale und setzen aggressive Mediatoren frei, welche ihrerseits chemotaktisch auf Leukozyten einwirken. Hieraus resultiert ein circulus vitiosus, innerhalb dessen Sauerstoffradikale und Mediatoren für die Verstärkung des postischämischen Gewebeschadens verantwortlich sind (64). Auf diese Weise kann ein zunächst noch tolerabler Organschaden während der Reperfusion ein irreversibles Ausmaß annehmen (64). Die Akkumulation der Leukozyten in der Mikrozirkulation wird hierbei über Adhäsionsmoleküle gesteuert.

# 4.5 Die Adhäsionsmoleküle

## *4.5.1 Die Adhäsionskaskade*

Bei lokalisierten oder generalisierten Entzündungsprozessen, bei Sepsis, Trauma, aber auch bei Gewebeischämie mit anschließender Reperfusion, stellt die Akkumulation von Leukozyten in der Mikrozirkulation des betroffenen Gewebes ein gemeinsames pathogenetisches Merkmal dar (83).

Ermöglicht wird dies durch die Expression von Adhäsionsmolekülen auf der Zelloberfläche von Endothelzellen und Leukozyten. Endotoxin, Zytokine wie TNF-α oder Interleukin und Ischämie sind hierbei potente Stimuli, die die Expression jener Adhäsionsmoleküle auf den beteiligten Zellen induzieren. Hervorgerufen durch Bindungen der Adhäsionsmoleküle aneinander kommt es zu einem Anhaften der vorher frei strömenden Leukozyten an der Endothelzellschicht der Gefäße und schließlich zur Transmigration in das subendotheliale Gewebe (2, 88, 96, 112).

Zu Beginn der Adhäsionskaskade erfolgt das *Rolling*, es kommt zu lockeren Bindungen und vorübergehendem Anhaften von Leukozyten an der Endothelzellschicht. Darauf folgt das *Sticking*, der Übergang von vorübergehendem zu festem Anhaften. Die *Transmigration* der Leukozyten in das Gewebe stellt den letzten Schritt der Kaskade dar (2, 96, 112) (Abb. 4.3).

***Die Adhäsionskaskade** (96)*

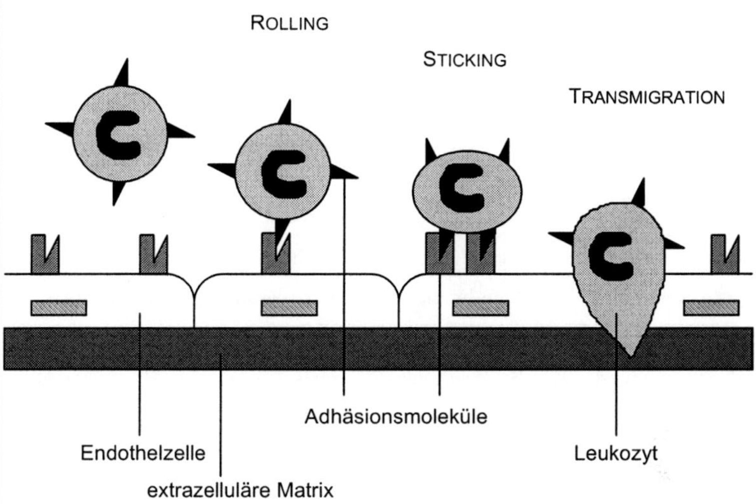


Abbildung 4.3

Man unterscheidet drei Familien von Zell-Adhäsionsmolekülen:

- Selectine
- Integrine
- die Immunglobulin-Superfamilie.

### *4.5.2 Selectine*

Selectine sind membranständige Proteine und enthalten alle eine lectinartige, calziumabhängige, aminoterminale Domäne, gefolgt von einer dem „epidermal growth factor" (EGF) ähnlichen Domäne sowie von zwei bis neun wiederholten Einheiten, die homolog zu Komplementbindungs-Proteinen sind (17, 88, 96).

Die Funktion von E- und P-Selectin ist auf das vaskuläre System beschränkt. Sie agieren ausschließlich zwischen Monozyten, Granulozyten, Lymphozyten und Endothelzellen (88, 96). Ihr Gegenrezeptor ist das „sialyl Lewis x“ ($sLe^X$), das von Leukozyten exprimiert wird (8). In der Initialphase einer akuten Entzündung vermitteln sie den ersten Kontakt zwischen Leukozyten und Endothelzellen, woraufhin erstere beginnen, an der Gefäßwand entlang zu rollen. Dieser Vorgang wird daher als Rolling bezeichnet (2, 96).

E-Selectin (CD62E) wird ausschließlich von stimulierten Endothelzellen (E steht für Endothelzelle) synthetisiert und exprimiert (2, 112). Stimuli sind unter anderem die Entzündungsmediatoren TNF-α und Interleukin-1 (IL-1). Nach einer Stimulation von 4 bis 6 Stunden erreicht die Expression auf der Zellmembran ihr Maximum und geht nach 24 bis 48 Stunden wieder zum Basalwert zurück, wobei E-Selectin ins Blut abgeschert wird (8, 88, 96, 112).

P-Selectin (CD62P) befindet sich in den Weibel-Pallade-Korpuskeln der Endothelzellen und in den α-Granula der Thrombozyten (P steht für platelet). Nach Stimulation mit Thrombin oder Histamin wird es für wenige Minuten auf der Zellmembran exprimiert und ist nach 1 bis 2 Stunden nicht mehr nachweisbar (96, 112).

### *4.5.3 Immunglobulin-Superfamilie und Integrine*

ICAM-1 (Intercellular Adhesion Molecule-1, CD54) und VCAM-1 (Vascular Cell Adhesion Molecule-1, CD106) sind Vertreter der Immunglobulin-Superfamilie. Es handelt sich dabei um transmembran gelegene Glykoproteine, die fünf (ICAM-1) bzw. sechs (VCAM-1) extrazelluläre Immunglobulin-Domänen besitzen (8, 17). Sie werden unter anderem von Lymphozyten und Endothelzellen exprimiert. Auch ohne Stimulation werden sie in geringer Menge von Endothelzellen exprimiert. Stimuli wie Endotoxin, IL-1 und TNF-α führen jedoch zu einer erheblichen Steigerung der Expression, die über mehrere Tage anhält (8). ICAM und VCAM interagieren mit

Adhäsionsmolekülen der Integrinfamilie, die auf Leukozyten exprimiert werden (8, 112).

ICAM-1 bindet an β2-Integrine, die in der Nomenklatur des „cluster of differentiation“ (CD) als CD11a/CD18, CD11b/CD18 und CD11c/CD18 bezeichnet werden. Granulozyten und Monozyten exprimieren alle drei β2-Integrine, während die meisten Lymphozyten nur CD11a/CD18 und CD11b/CD18 exprimieren (8).

Der Gegenrezeptor von VCAM-1 ist das α4β1-Integrin (CD49d), welches von mononukleären Zellen und eosinophilen Granulozyten, nicht jedoch von neutrophilen Granulozyten exprimiert wird. Es besitzt daher keine Bedeutung für die Adhärenz von Neutrophilen (8).

### *4.5.4 Die Bedeutung der Adhäsionsmoleküle*

Adhäsionsmoleküle spielen eine Schlüsselrolle bei der Interaktion zwischen Leukozyten und Endothelzellen.

Zu einer gesteigerten Adhäsionsmolekülexpression kommt es bei septischem Schock (81) – deutlich ausgeprägter als bei traumatischem Schock (14). Im Falle einer Ischämie zeigte sich, daß die E-Selectin-Expression im Infarktgebiet nach Reperfusion weiter ansteigt (109) bzw. überhaupt erst nachweisbar wird (9).

Daneben findet sich bei zahlreichen weiteren Erkrankungen eine erhöhte Expression von Adhäsionsmolekülen, so z. B. in arteriosklerotisch veränderten Gefäßen (27, 34, 58, 80, 102, 107). Die Beteiligung von Adhäsionsmolekülen bei entzündlichen Prozessen ist vielfach beschrieben worden (26, 48), so im Falle entzündlicher Darmerkrankungen wie Appendizitis und Divertikulitis (82), Morbus Crohn und Colitis ulcerosa (49), bei akut und chronisch entzündlichen Lebererkrankungen (91, 100) und bei weiteren bakteriellen oder viralen Infektionen, wie beispielsweise Otitis media (46).

Zirkulierendes ICAM-1 kann als Indikator für die frühzeitige Entdeckung einer Sepsis bei Neugeborenen genutzt werden (51).

Eine Transplantatabstoßung geht mit einer erhöhten Adhäsionsmolekül-Expression einher (8, 39, 66, 84). Deren Bedeutung zeigt sich darin, daß therapeutisch eingesetzte Antikörper gegen ICAM-1 akute Abstoßungsreaktionen bei Nieren- und Herztransplantaten vermindern können (25).
Eine geänderte Expression zeigt sich auch im Rahmen von Verbrennungen im betroffenen Hautareal (72), und schließlich haben Diabetiker mit Mikroalbuminurie einen höheren Plasmaspiegel von VCAM-1 als Diabetiker ohne Mikroalbuminurie (85).
Im Tiermodell konnte vielfach gezeigt werden, daß eine Blockade der Adhäsionsmoleküle den Reperfusionsschaden verringern kann. Die Applikation von CY-1503 – ein kompetitiv hemmendes Analogon von $sLe^X$ – hat ein deutlich kleineres Infarktareal zur Folge (109). Auch Antikörper gegen P-Selectin verringern den Reperfusionsschaden (18, 54, 55, 104, 105, 106), ebenso wie Antikörper gegen CD18 (40, 54, 75, 106) oder gegen ICAM-1 (40, 75).
Hieraus kann geschlußfolgert werden, daß die gesteigerte Expression von Adhäsionsmolekülen einen entscheidenden Anteil an Zirkulationsstörungen im Rahmen zahlreicher Krankheitsbilder hat.

## 4.6 Kolloide und Adhäsionsmoleküle

Im Falle **lokaler** Entzündungen und Gewebeschäden kommt es über die Adhäsionskaskade zur Transmigration von Leukozyten in das betroffene Gewebe (2, 17, 37, 96, 112). Dieser Mechanismus ist sinnvoll, hierdurch kommt es zur Elimination von Mikroorganismen und zum Abbau von Gewebetrümmern in dem lokal geschädigten Areal.
Bei **systemischen** Reaktionen wie im Falle einer schweren Sepsis oder anderer ausgeprägter Schockgeschehen laufen die gleichen Mechanismen ab und betreffen den gesamten Organismus (14, 69, 81).

Kolloide sind nach der intravenösen Applikation systemisch vorhanden. Neben dem unspezifischen Volumeneffekt könnte eine spezifische Wirkung zu einem systemischen „Zweiteffekt" führen.
Es gibt Hinweise, daß Kolloide spezifische Wirkungen auf die Leukozyt-Endothelzell-Interaktion und den Reperfusionsschaden nach vorausgegangener Ischämie haben. Beschrieben ist dies für Dextrane (5, 65, 90) und HES (19, 77, 110, 111). Hinsichtlich GEL existiert zu dieser Frage wenig Literatur, es gibt bislang keinen Hinweis auf einen Einfluß auf die Leukozyt-Endothelzell-Interaktion (53, 92, 93). HA hingegen führt zu einer Erhöhung der Konzentration löslicher Adhäsionsmoleküle (13) und könnte dadurch einen unerwünschten Einfluß auf den Krankheitsverlauf von Intensivpatienten haben (21).

### *4.6.1 Einflüsse von Humanalbumin-Lösungen*

Nach den Ergebnissen von Studien zur Wirkung von HA-Lösungen ist der Einsatz von HA-Lösungen gegenüber der Verwendung anderer Plasmaersatzmitteln kritisch zu betrachten.
Die Studien von Zikria am Hundeherzen (110) bzw. am Rattenmuskel (111) zeigen eine geringfügige Überlegenheit von HA gegenüber RL. Hier wurde der Einfluß verschiedener Kolloide auf den Reperfusionsschaden am ischämischen Muskel verglichen. Gemessen wurde der Wasser- und Kalium-Gehalt des betroffenen Gewebes. Die Applikation von HES führte in diesen Studien zu einem weitaus geringeren Wasser- und Kalium-Gehalt des postischämischen Gewebes, woraus Zikria auf eine bessere Wirkung von HES auf das Gewebe gegenüber HA schließt.
Eine in vivo-Studie von Boldt (13) vergleicht bei Intensivpatienten im septischen Schock die Volumentherapie mit HES versus HA. Unter HES zeigen sich gegenüber HA niedrigere Plasmaspiegel zirkulierender Adhäsionsmoleküle und ein höherer Quotient zwischen dem Sauerstoffpartialdruck $PaO_2$ und der inspiratorischen Sauerstoffkonzentration $FiO_2$ ($PaO_2/FiO_2$-Ratio) als Hinweis auf die Lungenfunktion beim

Intensivpatienten. Überdies ist die Überlebensrate unter einer Volumentherapie mit HES gegenüber der Behandlung mit HA höher.

In der vorliegenden Arbeit steigerte HA die Expression von ICAM-1 und E-Selectin signifikant. Dies steht im Einklang mit den Ergebnissen von Collis (23), bei dessen Untersuchung an HUVEC es ebenfalls zu einer gesteigerten Expression von E-Selectin nach Inkubation mit HA kam. Im Gegensatz zu den Ergebnissen der vorliegenden Arbeit war diese Steigerung bei Collis nicht signifikant. Mögliche Erklärungen für diesen Unterschied sind neben der unterschiedlichen Art der Stimulation – Collis verwendete als Stimulus LPS und nicht TNF-α – die Versuchsdurchführung und deren Konsequenz auf die statistische Auswertung. So verwendete Collis gepoolte Zellen, was zu einer Streuung der Rohdaten und somit zu einer größeren Standardabweichung führen kann. In der vorliegenden Arbeit wurde jede Versuchsreihe an der Zellkultur *eines* Individuums durchgeführt, so daß dieser Streueffekt durch eine Varianzanalyse statistisch erfaßt und eliminiert werden konnte. Eine weitere mögliche Ursache liegt in der Verwendung von HA-Lösungen verschiedener Hersteller, denn offensichtlich haben nicht alle HA-Lösungen die gleiche Steigerung zur Folge (71).

Die Erklärung für die steigernde Wirkung gestaltet sich schwierig, denn es stellt sich die Frage, welcher Bestandteil der untersuchten HA-Lösung für das Ergebnis verantwortlich ist. Die verwendete HA-Lösung enthält neben Albumin noch 5% weitere humane Proteine. Ausgeschlossen werden kann zumindest eine mögliche Verunreinigung der untersuchten HA-Lösung mit Endotoxin, da sich bei der Testung nur eine verschwindend geringe Endotoxinkonzentration ergab, die zudem bei der verwendeten HA-Lösung kleiner war als bei den meisten anderen verwendeten Infusionslösungen. Die Untersuchung der verwendeten HA-Lösung auf ihre exakte Proteinzusammensetzung war nicht das Ziel unserer Untersuchung und hätte den Rahmen gesprengt, da sie selbst dem Hersteller unbekannt sind. Bei der Untersuchung von HA-Lösungen verschiedener Hersteller (71) zeigte sich, daß sich die Expression von ICAM-1 und E-Selectin nach

Gabe der verschiedenen Lösungen deutlich unterschieden, während verschiedene Chargen desselben Herstellers nur geringfügige Unterschiede erbrachten (79). Es ist möglich, daß der unbekannte Proteinanteil, der abhängig von der Herstellung unterschiedlich zusammengesetzt sein kann, unterschiedliche Konzentrationen an Entzündungsmediatoren, Gerinnungs- und Komplementfaktoren enthält, die für die gefundenen Effekte verantwortlich sein könnten.

Eine Metaanalyse der „Cochrane Injuries Group Albumin Reviewers" (21), die 30 randomisierte Studien zur Frage der Wirkung von HA-Lösungen heranzieht, weist auf eine Steigerung der berechneten Mortalität durch HA hin. Verglichen wurde die Mortalität von Patienten, die mit HA-Lösungen behandelt wurden, mit der von Patienten, die kristalloide Lösungen oder gar keine Volumensubstitution erhielten. Es handelte sich um Patienten mit Hypovolämie, Verbrennungen oder Hypalbuminämie. Hierbei fand sich in der HA-Gruppe eine um 6% erhöhte Mortalität. Zwar räumen die Autoren selbst die Möglichkeit ein, daß Patienten in wirklich kritischem Zustand evtl. bevorzugt mit HA behandelt wurden, was zu einer erhöhten Mortalität dieser Behandlungsgruppe zur Folge haben könnte. Jedoch erbrachte der Vergleich derjenigen Arbeiten, bei denen die Patientenzuteilung durch das Krankheitsbild beeinflußt worden sein könnte, mit denen, die frei von diesem Verdacht waren, fast identische Ergebnisse. Als mögliche Ursachen werden u. a. Einflüsse auf die Gerinnung diskutiert wie eine Inhibition der Thrombozytenaggregation und eine steigernde Wirkung auf Antithrombin III, das seinerseits den Faktor Xa inhibiert (21, 89).
Desweiteren werden ungünstige onkotische Effekte diskutiert (6, 21, 89). Die Entstehung eines vaskulären Lecks ist eine bedeutende Folge von Entzündungsmediatoren (44, 110). Durch die so erhöhte Gefäßwandpermeabilität ist die intravasale Verweildauer von Albumin gegenüber derjenigen bei Gesunden verkürzt (6). Wird zusätzlich HA appliziert, kann eine größere Menge von intra- nach extravasal strömen und die Entstehung von Ödemen begünstigen (16, 21). Hierbei ist zu erwähnen, daß nicht der Absolutwert der Plasmaalbumin-Konzentration, sondern vielmehr der onkotische

Gradient den entscheidenden Faktor für den Krankheitsverlauf darstellt (89). In diesem Zusammenhang ist beispielsweise von Interesse, daß Hypalbuminämie zwar mit Darmträgheit korreliert, eine Erhöhung der Serumkonzentration aber nicht zu einer Steigerung der Darmmotilität führt. Wird jedoch die der Hypalbuminämie zugrundeliegende Erkrankung behandelt, kommt es auch zu einer Normalisierung der Darmmotilität (108).

Die Publikationen zur Frage spezifischer HA-Wirkungen deuten in Richtung einer gesteigerten Mortalität. Nach den Ergebnissen der vorliegenden Arbeit kommen proadhäsive Effekte bei der Leukozytenadhäsion als ein möglicher Mechanismus des schädigenden Einflusses in Frage.

### *4.6.1 Einflüsse von Dextranen*

Einige Studien zeigen, daß DEX zu einer Verminderung der Leukozytenadhäsion führt. So konnte im Tierversuch am Skelettmuskel des syrischen Goldhamsters (65, 90) und an der Rattenleber (5) gezeigt werden, daß nach Applikation von DEX die Zahl adhärierender Leukozyten bei Reperfusion nach Ischämie deutlich geringer ist als nach Applikation anderer Kolloide bzw. Kristalloide. In einer Studie wurde DEX verschiedener Molekülmassen eingesetzt (90). Hierbei zeigte die spezifische Kolloidwirkung eine Abhängikeit von der Molekülmasse, die nicht mit der Halbwertzeit des jeweiligen DEX korrelierte (90).

Studien an Mesenterialvenen von Kaninchen konnten den beschriebenen Einfluß von DEX nicht bestätigen (57, 95). Bei diesen Versuchen wurden u. a. sulfatierte Dextrane eingesetzt. Sulfatierte Dextrane sind nicht für die Verwendung am Menschen erhältlich. Eine Wirkung auf die Leukozyt-Endothelzell-Interaktion zeigte sich hier ausschließlich dann, wenn das eingesetzte DEX sulfatiert war, nicht sulfatiertes DEX hatte bei diesem Versuchsansatz keinen Einfluß auf die Leukozytenadhärenz. Dabei konnte dieser

Einfluß auch bei Anwendung anderer sulfatierter Substanzen nachgewiesen werden (57).

Die Sulfatierung scheint demnach wichtig zu sein für den gefundenen Effekt. Die Ursache für diesen Widerspruch ist unbekannt. Auch der zugrundeliegende Mechanismus bleibt unklar.

In ischämischem Gewebe bilden sich Sauerstoffradikale (64). Sie sind für die Induktion der Akkumulation und Adhäsion von Leukozyten von Bedeutung (63). Daher wurde spekuliert, die Wirkung von DEX könne auf die Fähigkeit, Sauerstoffradikale abzufangen, zurückgeführt werden (65, 90). Desweiteren wurde eine Umhüllung („Coating") von Leukozyten und Endothel und einer Verminderung der P-Selectin-vermittelten Thrombozyten-Leukozyten-Interaktion in Erwägung gezogen (90).

Die o. g. Studie (90), in der im Gegensatz zu den anderen Arbeiten Dextrane unterschiedlicher Molekülmassen verwendet wurden, weist darauf hin, daß die Wirkungen von DEX auf mehrere, voneinander unabhängige Mechanismen zurückzuführen sein könnte. Diesen Ergebnissen zufolge wird die Adhäsion abhängig, das Rolling hingegen unabhängig von der Molekülmasse des verwendeten DEX inhibiert. Auch die schnellere Elimination des niedermolekularen DEX erklärt den Unterschied nicht, denn die in einem weiteren Versuch höher eingesetzte Konzentration von DEX 1 hätte sonst wohl zu einem ähnlichen Ergebnis wie DEX 60 oder DEX 110 geführt (90).

Schließlich wurden aber auch eine kompetitive Verdrängung des endothelialen Liganden von Leukozyten durch das Kolloid (57) sowie spezifische Einflüsse auf Adhäsionsmoleküle (5) erwogen, insbesondere auf die Selectine.

Diese Vermutung erscheint nach den Ergebnissen der vorliegenden Arbeit als sehr unwahrscheinlich, denn die Expression der gemessenen Adhäsionsmoleküle war unter DEX-Inkubation nur geringfügig verändert. In keinem Fall war die Erniedrigung der Adhäsionsmolekül-Expression auch nur annähernd so ausgeprägt, als daß die in einigen Studien gefundenen Einflüsse auf die Leukozyt-Endothelzell-Interaktion hiermit erklärt werden könnten.

Auch eine kompetitive Verdrängung spezifischer Liganden von den Adhäsionsmolekülen durch DEX ist unwahrscheinlich, da sich die Ergebnisse bei einer Koinkubation der Antikörper mit den Endothelzellen bei noch vorhandenen Kolloiden nicht wesentlich von den dargestellten Ergebnissen unterschieden (79). Dies steht auch im Einklang mit einer weiteren Arbeit (59), deren Ergebnisse ebenfalls durch Zellkulturen in vitro gewonnen wurden. Hier zeigten sich keinerlei signifikante Einflüsse sulfatierter Dextrane auf die Expression von E-Selectin und ICAM-1.

Die von anderen Autoren nachgewiesene Verminderung von Rolling und Sticking kann also nicht auf eine verminderte Expression endothelialer Adhäsionsmoleküle zurückgeführt werden. Die Ursache hierfür ist wohl an anderer Stelle zu suchen.

### *4.6.2 Einflüsse von Gelatine*

Eine in vitro-Studie zeigte, daß die Phagozytoseaktivität von Granulozyten in Anwesenheit von GEL nicht beeinträchtigt ist (39). Neben der schon beschriebenen umstrittenen Wirkung auf die Gerinnung wies eine klinische Studie auf einen geringeren intraoperativen Blutverlust nach Applikation von GEL gegenüber HES hin (68). Bei weiteren klinischen Studien, die die GEL- und HA-Substitution bei Intensivpatienten verglichen, zeigten sich keine signifikanten Unterschiede im Auftreten von Lungenödem, akutem Nierenversagen (93), in der Dauer der Intensivbetreuung oder der Mortalität (92). Das Risiko anaphylaktischer Reaktionen liegt mit einer Inzidenz von 0,35% bei GEL höher als bei anderen Kolloiden, es ist gegenüber HES mit einer Inzidenz von 0,058% sechsmal so hoch (53).

Die bisherige Datenlage läßt somit keine Korrelation mit der in der vorliegenden Arbeit gefundenen Beeinflussung von E-Selectin erkennen. Die klinische Bedeutung bleibt daher unklar, ebenso, auf welche Weise die Beeinflussung der E-Selectin-Expression stattgefunden hat.

### *4.6.3 Einflüsse von HES*

Protektive Effekte von HES bei Ischämie / Reperfusion sind mehrfach beschrieben worden.

Tierversuche am ischämischen Skelettmuskel der Ratte von Zikria (111) und am ischämischen Hundeherzen (77, 110) zeigen bezüglich des Reperfusionsschadens eine signifikant protektive Wirkung durch HES: Das Infarktareal und das kapillare Leck waren nach Verabreichung von HES deutlich kleiner als nach der Gabe von NaCl, RL oder HA, und die Durchblutung des Reperfusionsareals erreichte rascher wieder normale Werte.

In einem anderen Ansatz am Rattengehirn wurde nach Hämodilution mit RL bzw. HES Mannitol appliziert, um die Bluthirnschranke zu schädigen (19). Die über den Blutschrankentransfer-Koeffizient bestimmte Schädigung war nach Applikation von HES gegenüber anderen Substanzen signifikant geringer.

Auch die klinische Studie von Boldt (13) legt eine protektive Wirkung von HES nahe. Patienten mit postoperativer Sepsis erhielten entweder HES (mittlere Molekülmasse 200.000 D) oder HA. Im Verlauf mehrerer Tage wurden die Plasmaspiegel von ICAM-1, VCAM-1, E- und P-Selectin, der APACHE II Score (Acute Physiology and Chronic Health Evaluation) und der Quotient zwischen dem Sauerstoffpartialdruck $PaO_2$ und der inspiratorischen Sauerstoffkonzentration $FiO_2$ ($PaO_2/FiO_2$-Ratio) als Hinweis auf die Lungenfunktion beim Intensivpatienten bestimmt. In der HES-Gruppe kam es zu einem Abfall des E-Selectin-Spiegels auf unauffällige Werte bei unveränderten Spiegeln der restlichen Adhäsionsmoleküle, zu einer Erniedrigung des APACHE II scores und einer Erhöhung der $PaO_2/FiO_2$-Ratio. In der HA-Gruppe hingegen stiegen die Plasmaspiegel aller gemessener Adhäsionsmoleküle an, der APACHE II score fiel nur wenig ab, und die $PaO_2/FiO_2$-Ratio verschlechterte sich.

Als mögliche Ursache für die protektive Wirkung auf das Reperfusionsareal werden in der Literatur hauptsächlich die physikalischen Eigenschaften von HES herangezogen (19, 76, 77, 110). Wie durch elektronenmikroskopische Studien für Histamin, Serotonin und Bradykinin gezeigt wurde (3), ist das vaskuläre Leck eine bedeutende Folge von

Entzündungsmediatoren (110). Die Endothelzellen in den postkapillaren Venolen kontrahieren sich, woraufhin sich endotheliale Lücken bzw. Poren bilden (110, 44). Wenn in dieser Situation Moleküle zugeführt werden, die aufgrund ihrer Form und Größe die Poren im Endothelzellmonolayer nicht passieren und somit verschließen können („Plugging the leak"), wird dadurch der Durchtritt intravasaler Bestandteile in das umliegende Gewebe behindert („sealing") (19, 76, 110). Desweiteren werden modifizierende Einflüsse auf die endothelialen Zellverbindungen und die Basalmembran von Kapillaren diskutiert (77). Sind die Lücken funktionell geschlossen, kann es zu einer Normalisierung der Austauschrate von Makromolekülen kommen. Die normalen Bedingungen werden hierdurch wieder hergestellt und die mikrovaskuläre Dysfunktion, die durch Ischämie mit anschließender Reperfusion entstehen kann, abgeschwächt. Der mit dieser Dysfunktion einhergehende Anstieg von proadhäsiven und gefäßdilatierenden Substanzen würde also verhindert (76).

Neben diesen rein mechanischen Erklärungen werden aber auch Interaktionen auf der Ebene der Adhäsionsmoleküle diskutiert. Die Adhäsion von Leukozyten fördert das vaskuläre Leck. Eine Verminderung der Leukozytenadhäsion kann die Folge einer Verminderung der Expression von Adhäsionsmolekülen sein. Eine verminderte P-Selectin-Expression nach Gabe von HES (13) ebenso wie eine Störung der Bindung von P-Selectin an seinen Liganden $sLe^X$ wurden als Ursache in Betracht gezogen (76).

Die Ergebnisse der vorliegenden Arbeit geben keinen Hinweis auf die direkte Beeinflussung der Expression von Adhäsionsmolekülen durch HES als Ursache für die gefundenen Einflüsse. In keinem Fall kam es nach Inkubation mit HES zu einer signifikant erniedrigten Expression von Adhäsionsmolekülen, die die oben beschriebenen „Schutzwirkungen" dieses Kolloids erklären könnte. Es fand sich statt dessen eine erhöhte basale P-Selectin-Expression nach Inkubation mit HES 200 und HES 450. Diese Tendenz ließ sich bei niedriger und hoher Stimulation nicht reproduzieren. Der Effekt scheint von untergeordneter Bedeutung zu sein, denn in den genannten in vivo-Studien fand sich hierzu keine Korrelation.

Überdies führte die Applikation von HES in den oben beschriebenen Studien am ischämischen Muskel (65) und der Leber (5) zu keiner Verminderung des Stickings (65). Auch hierdurch wird bekräftigt, daß eine direkte Beeinflussung von Adhäsionsmolekülen, die im Falle einer Verminderung auch ein verringertes Rolling und Sticking zur Folge haben müßte, wenig wahrscheinlich ist.

Betont werden muß, daß völlig unterschiedliche Parameter bei den bisher vorliegenden Untersuchungen zur Beurteilung der Wirkung von HES bzw. DEX verwendet wurden; in einigen Studien waren es der Wasser- und Kalium-Gehalt des Gewebes oder das kapillare Leck (19, 77, 110, 111), während in anderen (5, 65) die Leukozytenadhäsion bestimmt wurde. Die Verwendung so unterschiedlicher Parameter zur Bestimmung eines Reperfusionsschadens macht die Interpretation bei einem direkten Vergleich der Studien schwierig. Sie stehen nicht zwingend im Widerspruch zueinander.

Eine Interaktion von HES mit P-Selectin oder $sLe^X$ (76) als mögliche Ursache scheint durchaus plausibel, da HES in der Lage ist, den vWF-Plasmaspiegel zu senken (47), und vWF in denselben Zellorganellen gespeichert ist wie P-Selectin (22, 23). Angaben zu einer direkten Beeinflussung von Adhäsionsmolekülen finden sich in einer in vitro-Studie von Collis (23), die ähnlich wie die vorliegende Arbeit an HUVECs durchgeführt wurde. Hier zeigte sich, daß die Expression von E-Selectin in Anwesenheit von HES nicht verändert ist. Allerdings kam es zu einer Erniedrigung des vWF. Da sich der vWF ebenso wie P-Selectin in Weibel-Pallade-Korpuskeln von Endothelzellen befindet (22, 23), erscheint es naheliegend, daß eine nachgewiesene Beeinflussung der vWF-Expression mit einer Änderung der P-Selectin-Expression einher geht (23). Tatsächlich konnte auch eine vorübergehende Korrelation der vWF-Freisetzung mit der P-Selectin-Expression an kultivierten Endothelzellen nachgewiesen werden (22). Daher schließt Collis (23) aus der gefundenen Erniedrigung der vWF-Konzentration unter HES auf eine ebensolche Verminderung der P-Selectin-Expression. Diese HES-Wirkung kann jedoch trotz dieses scheinbar so naheliegenden Zusammenhangs erst nach dem direkten Nachweis einer supprimierenden Wirkung auf die P-Selectin-Expression als nachgewiesen gelten.

In der vorliegenden Arbeit fand sich kein wesentlicher Einfluß auf die P-Selectin-Expression bei der eingesetzten Konzentration von 5 mg/ml HES. Die vWF-Konzentration war in der Studie Collis' erst ab eine Konzentration von 10 mg/ml HES erniedrigt, bei einer Konzentration von 5 mg/ml war sie gegenüber der Kontrolle unverändert. Die Ergebnisse stehen also nicht im Widerspruch.

Der derzeitigen Datenlage zufolge, einschließlich der Ergebnisse der vorliegenden Arbeit, ist die Ursache für einen möglichen protektiven Effekt durch HES an anderer Stelle zu suchen als im Bereich der Adhäsionsmoleküle. Ebenso erscheint es unwahrscheinlich, daß HES in vivo spezifische Liganden am Endothel kompetitiv besetzt und sie so für TNF-α bzw. Thrombin unzugänglich macht, da sich die Ergebnisse bei einer Koinkubation der Antikörper mit den Endothelzellen bei noch vorhandenen Kolloiden nicht wesentlich von den dargestellten Ergebnissen unterschieden (79).
Die Wirkungen von HES können somit derzeit nicht abschließend beurteilt werden. Möglich sind bislang unberücksichtigte Einflüsse auf die komplexe Interaktion zwischen Leukozyten und Endothelzellen, die zu den in verschiedene Richtungen weisenden Ergebnissen der Effekte von HES führten.

### *4.6.5 Alternative Beeinflussung der Expression von Adhäsionsmolekülen*

Bei der Frage nach einer Beeinflussung der Expression von Adhäsionsmolekülen durch Kolloide darf nicht außer acht gelassen werden, daß es auch auf indirektem Wege zu einer gesteigerten Expression kommen kann. So zeigte sich bei der Versuchsreihe von Sirtl (87) an menschlichem Vollblut in vitro eine gesteigerte TNF-α-Freisetzung nach Inkubation mit den Kolloiden DEX, GEL, HES und HA. Vor allem die Kolloide DEX und GEL führten zu einer deutlichen Steigerung. Bei HES war sie geringer ausgeprägt, und die Inkubation mit HA hatte ohne Stimulus gar eine Senkung zur Folge. Sirtl schließt daraus, daß sich Plasmaersatzmittel in Bezug auf TNF-α immunmodulatorisch in klinisch relevanten Konzentrationen nicht inert verhalten.

Würde dies auch in vivo eintreten, wäre es schwer vorstellbar, daß die Applikation von Kolloiden im klinischen Alltag keine Auswirkungen hätte, denn bereits geringe Konzentrationen von TNF-α haben einen deutlichen Anstieg von ICAM-1, VCAM-1 und E-Selectin zur Folge (98). Dies wiederum würde zu einem Anstoß der Adhäsionskaskade mit einer Vielzahl von relevanten Auswirkungen führen. Da dies nicht zu beobachten ist, stellt sich die Frage nach dem experimentellen Aufbau von Sirtls Untersuchung. So wird unter anderem kritisiert, daß in der Studie Sirtls nicht der Endotoxingehalt der eingesetzten Kolloidpräparationen berücksichtigt und das pathophysiologisch weniger relevante PHA (Phytohämagglutinin) anstatt LPS als Stimulus verwendet wurde (50).

Andere Arbeiten zeigen, daß HES oder DEX auf die Zytokinfreisetzung bzw. die prokoagulatorische Aktivität humaner Monozyten – der Synthese- und Expressionsort von TNF-α (62, 70) – nach Stimulation mit Endotoxin keinen Einfluß haben (29). Ebensowenig wurden Einflüsse auf die Phagozytoseaktivität von Monozyten durch künstliche Kolloide nach Stimulation mit Endotoxin beobachtet (30).

Der Weg der indirekten Stimulation von Adhäsionsmolekülen durch Plasmaersatzmittel erscheint somit unwahrscheinlich.

## 4.7 Schlußfolgerung

Die Leukozytenadhäsion an Endothelzellen stellt einen entscheidenden Schritt bei Entzündungsgeschehen, Ischämie / Reperfusion und schwerer Sepsis dar. Mit der vorliegenden Arbeit konnte gezeigt werden, daß kolloidale Plasmaersatzmittel in vitro die Expression der hierfür notwendigen Rezeptoren auf den Endothelzellen – die Adhäsionsmoleküle – beeinflussen können. Auffallend waren die Steigerung der Expression von ICAM-1 und E-Selectin nach Inkubation mit GEL oder HA. DEX und HES hingegen beeinflußten die Expression nicht in relevantem Ausmaß.

Die bislang beschriebenen Effekte von Dextran und HES auf die Leukozytenadhäsion beruhen daher nicht auf einer veränderten Expression endothelialer Adhäsionsmoleküle. Ihre Erklärung muß an anderer Stelle gesucht werden.

Den möglichen Auswirkungen der nachgewiesenen gesteigerten Expression von ICAM-1 und E-Selectin unter GEL oder HA muß im Hinblick auf ihre klinische Relevanz weiter nachgegangen werden, besonders vor dem Hintergrund der anhaltenden Diskussion der Metaanalyse zum Gebrauch von HA bei Intensivpatienten.

# 5. Zusammenfassung

Plasmaersatzmittel spielen eine bedeutende Rolle in Anästhesie und Intensivmedizin. Sie sind bei allen Formen der Hypovolämie bei akuten Blutverlusten, Schock, Sepsis und zur Hämodilution indiziert. Ihre Aufgabe ist es, den kolloidosmotischen Druck im Intravasalraum aufrecht zu halten und dadurch den Kreislauf zu stabilisieren.
Zahlreiche Studien zeigen darüber hinaus gehende spezifische Effekte von Plasmaersatzmitteln. So sind Einflüsse auf das Infarktareal im Falle von Ischämie mit anschließender Reperfusion (19, 77, 110, 111) und auf das Adhäsions- bzw. Penetrationsverhalten von Leukozyten beschrieben worden (5, 65, 90). Die Ergebnisse der verschiedenen Studien weisen hierbei in unterschiedliche Richtungen. Über die Ursache dieser Phänomene läßt sich aus den überwiegend in vivo gewonnenen Daten keine Aussage machen.

In der vorliegenden Arbeit sollte untersucht werden, ob die Plasmaersatzmittel Hydroxyethylstärke (HES), Dextran (DEX), Gelatine (GEL) und Humanalbumin (HA) in der Lage sind, die Expression von Adhäsionsmolekülen auf Endothelzellen zu beeinflussen.

Aus Nabelschnurvenen wurden Endothelzellen enzymatisch herausgelöst und unter standardisierten Bedingungen kultiviert (37°C, 5% $CO_2$, $H_2O$-gesättigt). Bei Vorliegen eines geschlossenen Zellrasens wurde die Expression der Adhäsionsmoleküle ICAM-1, VCAM-1, E-Selectin und P-Selectin nach sechsstündiger Inkubation mit den Plasmaersatzmitteln HES, DEX, GEL und HA (Konzentration jeweils 5 mg/ml) untersucht. Außerdem wurden eine Kontrolle ohne Zusatz von Kolloid und ein Ansatz zur Isotypkontrolle mitgeführt. Mittels der Isotypkontrolle konnte der Anteil unspezifischer Antikörperbindungen dargestellt werden. Darüber hinaus wurde die Expression auch unter Beigabe von Stimuli verschiedener Konzentrationen bestimmt:

Für die Expression von ICAM-1, VCAM-1 und E-Selectin wurde hierfür der Stimulus TNF-α (0; 0,5 bzw. 10 ng/ml für 4 Stunden), für die Expression von P-Selectin der Stimulus Thrombin (0; 0,05 bzw. 2 U Thrombin/ml für 2 Minuten) eingesetzt. Nach der Antikörperinkubation wurden die Zellen fixiert und die Expression der Adhäsionsmoleküle mittels fluoreszierender Antikörper durchflußzytometrisch bestimmt.
Für jedes Kolloid, für alle vier Adhäsionsmoleküle und für jede Stimulation wurden 5.000 Zellen durchflußzytometrisch erfaßt und von diesen 5.000 Werten jeweils der Median bestimmt. Der Versuch wurde viermal mit den Endothelzellen vier verschiedender Individuen durchgeführt. Nach Durchführung einer Varianzanalyse erfolgten Signifikanztestungen (Signifikanzniveau $p < 0,01$).

**HA** steigerte die Expression von ICAM-1 bei unstimulierten Bedingungen um 38% und die Expression von E-Selectin unter submaximaler Stimulation um 29% ($p < 0,01$). **HA** senkte die Expression von VCAM-1 unter submaximaler Stimulation um 16% ($p < 0,01$). **GEL** steigerte die Expression von E-Selectin unter submaximaler Stimulation um 21% und **HES 200** steigerte die Expression von P-Selectin bei unstimulierten Bedingungen um 10% ($p < 0,01$). Abweichungen von der Kontrolle von mehr als 10% wurden außerdem nach Inkubation mit HES 200, HES 450, DEX 70 und GEL gemessen.

Damit wurde erstmals mit Hilfe eines in vitro-Versuchs der Nachweis erbracht, daß Plasmaersatzmittel in der Lage sind, die Expression von Adhäsionsmolekülen auf Endothelzellen zu beeinflussen. Auffallend waren die Steigerung der Expression von ICAM-1 und E-Selectin nach Inkubation mit GEL oder HA. DEX und HES hingegen beeinflußten die Expression nicht in relevantem Ausmaß.
Die bislang beschriebenen Effekte von Dextran und HES auf die Leukozytenadhäsion beruhen daher nicht auf einer veränderten Expression endothelialer Adhäsionsmoleküle. Ihre Erklärung muß an anderer Stelle gesucht werden. Den möglichen Folgen einer gesteigerten Expression von ICAM-1 und E-Selectin unter GEL oder HA muß weiter nachgegangen werden.

# Literatur

1. Abraham, E., Wunderink, R., Silverman, H., Perl, T. M., Nasraway, S., Levy, H., Bone, R., Wenzel, R. P., Balk, R., Allred, R., Pennington, J. E., Wherry, J. C., 1995
*Efficacy and Safety of Monoclonal Antibody to Human Tumor Necrosis Factor α in Patients With Sepsis Syndrome*
JAMA, Vol. 273, 934–941
2. Albelda, S. M., Smith C. W., Ward, P. A., 1994
*Adhesion molecules and inflammatory injury*
The FASEB Journal 8, 504–512
3. Arturson, G., 1979
*Microvascular permeability to macromolecules in thermal injury*
Acta Physiol Scand, Vol. 463, 111–122
4. Baddeley, D. T., Saunders, F. M., Ollerenshaw, L., Edwards, C. M., 1996
*Clot formation and gelatin-based plasma substitutes*
The LANCET 347, 1763–1964
5. Bauer, M., Marzi, I., Ziegenfuß, T., Seeck, G., Bühren, V., Larsen, R., 1993
*Comparative Effects of Crystalloid and Small Volume Hypertonic Hyperoncotic Fluid Resuscitation on Hepatic Microcirculation After Hemorrhagic Shock*
Circulatory Shock, Vol. 40, 187–193
6. Berger, A., 1998
*Why albumin may not work*
British medical journal, Vol. 317, 240
7. Beutler, B., Grau, G. E., 1993
*Tumor necrosis factor in the pathogenesis of infectious diseases*
Crit Care Med, Vol. 21, 423–435
8. Bevilacqua, M. P., Nelson, R. M., Mannori, G., Cecconi, O., 1994
*Endothelial-leukocyte adhesion molecules in human disease*
Annu. Rev. Med. 45, 361–378
9. Billups, K. L., Palladino, M. A., Hinton, B. T., Sherley, J. L., 1995
*Expression of E-Selectin mRNA during ischemia/reperfusion injury*
J Lab Clin Med, Vol. 125, 626–633
10. Blann, A. D., Daly, R. J., Amiral, J., 1995
*The influence of age, gender, and AB0 blood group on soluble endothelial cell markers and adhesion molecules*
British Journal of Haematology, Vol. 92, 498–490
11. Boenninghaus, H.-G., 1993
*Klinik des Innenohres*, 140–159
in: Boenninghaus, H.-G.: Hals-Nasen-Ohrenheilkunde
9. Auflage, Springer-Verlag, Berlin, Heidelberg, New York, London, Paris, Tokyo, Hong Kong, Barcelona, Budapest
12. Boldt, J., Lenz, M., Kumle, B., Papsdorf, M., 1998
*Volume replacement strategies on intensive care units: results from a postal survey.*

13. Boldt, J., Müller, M., Heesen, M., Neumann, K., Hempelmann, G., 1996
*Influence of different volume therapies and pentoxifylline Infusion on circulating soluble adhesion molecules in critically ill patients*
Crit Care Med Vol. 24, No. 3, 385-391
14. Boldt, J., Müller, M., Kuhn, D., Linke, L. C., Hempelmann, G., 1996, 2
*Circulating adhesion molecules in the critically ill: A comparison between trauma and sepsis patients*
Intensive Care Med, Vol. 22, 122-128
15. Bont de, E. S. J. M., Martens, A., Raan van, J., Samson, G., Fetter, W. P. F., Okken, A., de Leij, L. H. F. M., Kimpen, J. L. L., 1994
*Diagnostic value of plasma levels of tumor necrosis factor α (TNFα) and interleukin-6 (IL-6) in newborns with sepsis*
Acta Pædiatr, Vol. 83, 696-699
16. Camu, F., Ivens, D., Christiaens, F., 1995
*Human albumin and colloid fluid replacement: their use in general surgery*
Acta Anæsthesiologica Belgica, Vol. 46, 3-18
17. Carlos, T. M., Harlan, J. M., 1994
*Leukocyte-Endothelial Adhesion Molecules*
Blood 84, 2068-2101
18. Chen, L. Y., Nichols, W. W., Hendricks, J. B., Yang, B. C., Mehta, J. L., 1994
*Monoclonal antibody to P-Selectin (PB1.3) protects against myocardial reperfusion injury in the dog*
Cardiovascular Research, Vol. 28, 1414-1422
19. Chi, O. Z., Lu, X., Wie, H. M., Williams, J. A., Weiss, H. R., 1996
*Hydroxyethyl Starch Solution Attenuates Blood-Brain Barrier Disruption Caused by Intracarotid Injection of Hyperosmolar Mannitol in Rats*
Anesth Analg, Vol. 83, 336-341
20. Clark, R. K., Lee, E. V., White, R. F., Jonak, Z. L., Feuerstein, G. Z., Barone, F. C., 1994
*Reperfusion Followinf Focal Stroke Hastens Inflammation and Resolution of Ischemic Injured Tissue*
Brain Research Bulletin, Vol. 35, 387-392
21. Cochrane Injuries Group Albumin Reviewers, Roberts, I., 1998
*Human albumin administration in critically ill patients: systematic review of randomised controlled trials*
British medical journal, Vol. 317, 235-240
22. Collins, P. W., Macey, M. G., Cahill, M. R., Newland, A. C., 1993
*Von Willebrand factor release and P-Selectin expression is stimulated by thrombin and trypsin but not IL-1 in cultured human endothelial cells*
Thromb-Haemost., Vol. 70, 346-50
23. Collis, R. E., Collins, P. W., Gutteridge, C. N., Kaul, A., Newland, A. C., Williams, D. M., Webb, A. R., 1994
*The effect of hydroxyethyl starch and other plasma volume substitutes on endothelial cell activation; an in vitro study*
Intensive Care Medicine, Vol. 20, 37-41

24. Conroy, J. M., Fishman, R. L., Reeves, S. T., Pinosky, M. L., Lazarchick, J., 1996
*The Effects of Desmopressin and 6% Hydroxyethyl Starch on Factor VIII:C*
Anesth Analg 83, 804-807

25. Cosimi, A. B., Conti, D., Delmonico, F. L., Preffer, F. I., Wee, S. L., Rothlein, R., Faanes, R., Colvin, R. B., 1990
*In vivo effects of monoclonal antibody to ICAM-1 (CD54) in nonhuman primates with renal allografts*
J Immunol, Vol. 144, 4604-4612

26. Cowley , H. C., Heney, D., Gearing, A. J. H., Hemingway, I., Webster, N. R., 1994
*Increased circulating adhesion molecule concentrations in patients with the systemic inflammatory response syndrome: A prospective cohort study*
Critical Care Medicine, Vol. 22, 651-657

27. Cybulsky, M. I., Gimbrone, M. A., 1991
*Endothelial expression of a mononuclear leukocyte adhesion molecule during atherogenesis*
Science, Vol. 251, 788-791

28. Dieterich, H.-J., 1996
*Einsatz von Hydroxyäthylstärke bei Patienten mit Nierenisuffizienz*
Anaesthesist 45, 995

29. Dieterich, H.-J., 1999
*„Humanalbumin - Time to say good-bye?“*
Anästhesiol. Intensivmed. Notfallmed. Schmerzther., Vol. 34

30. Dieterich, H.-J., Brosig, A., 1995, 1
*Der Einfluß von Hydroxyethylstärke und Dextran auf TNF-α-Freisetzung und prokoagulatorische Aktivität humaner Monozyten in vitro*
Anaesthesist, Vol. 44, 364 (Abstract)

31. Dieterich, H.-J., Brosig, A.,1995, 2
*Speicherungsphänomene von Hydroxyethylstärke und Dextranen in kultivierten humanen Monozyten*
Anaesthesist, Vol. 44, 446 (Abstract)

32. Dieterich, H.-J., Groh, J., Peter, K., 1994
*Volumenersatzlösungen*, 561-572
in: Hartig, W.: Moderne Infusionstherapie, Künstliche Ernährung
7. Aufl., W. Zuckschwerdt Verlag, München, Bern, Wien, New York

33. Dieterich, H.-J., Kraft, D., Sirtl, C., Laubenthal, H., Schimetta, W., Pölz, W., Gerlach, E., Peter, K., 1998
*Hydroxyethyl Starch Antibodies in Humans: Incidence and Clinical Relevance*
Anesth Analg, Vol. 86, 1123-1126

34. Duplàa, C., Couffinhal, T., Labat, L., Moreau, C., Petit-Jean, M.-E., Doutre M.-S., Lamazière, J.-M. D., Bonnet, J., 1995
*Monozyte/macrophage recruitment and expression of endothelial adhesion proteins in human atherosclerotic lesions*
Atherosclerosis, Vol. 121, 253-266

35. Fisher, C. J., Agosti, J. M., Opal, S. M., Lowry, S. F., Balk, R., Sadoff, J. C., Abraham, E., Schein, R. M.H., Benjamin, E., 1996
*Treatment of Septic Shock with the Tumor Necrosis Factor Receptor:Fc Fusion Protein*
New England Journal of Medicine, Vol. 334, 1697-1702
36. Funk, W., Baldinger, V., 1995
*Microcirculatory Perfusion during Volume Therapy: A Comparative Study Using Crystalloid or Colloid in Awake Animals*
Anesthesiology, Vol. 82, 975-982
37. Gearing, A. J. H., Newman, W., 1993,
*Circulation adhesion molecules in disease*
Immunology today, Vol. 14, 506-512
38. Haraldsen, G., Kvale, D., Lien, B., Farstad, I. N., Brandtzaeg, P., 1996
*Cytokine-Regulated Expression of E-Selectin, Intercellular Adhesion Molecule-1 (ICAM-1), and Vascular Cell Adhesion Molecule-1 (VCAM-1) in Human Intestinal Microvascular Endothelial Cells*
The Journal of Immunology, Vol. 156, 2558-2565
39. Heemann, U. W., Tullius, S. G., Azuma, H., Kupiec-Weglinsky, J., Tilney, N. L., 1994
*Adhesion Molecules and Transplantation*
Annals of Surgery, Vol. 219, No. 1, 4-12
40. Imaizumi, T., 1994
*Effect of Antibodies Against Neutrophil and Endothelial Adhesion Molecules on Reperfusion Injury After Pulmonary Ischemia*
Transplantation Proceedings, Vol. 26, 1851-1854
41. Jaeger, K., Heine, J., Scheinichen, D., Jüttner, B., André, M., Loehmann, D., Leuwer, M., 1998
*Hydroxyethyl starch and modified fluid gelatin have no effects on respiratory burst and phagocytic activity of human neutrophils in vivo*
Acta Anaesthesiol Scand (Suppl) Vol. 42, 112, (Abstract)
42. Jaffe, E. A., Nachman, R. L., Becker, C.G., Minick, C. R., 1973
*Culture of Human Endothelial Cells Derived from Umbilical Veins, Identification by mophologic and immunologic criteria*
The Journal of Clinical Investigation, Vol. 52, Nov 1973, 2745-2756
43. Jin, H., Yang, R., Marsters, S. A., Bunting, S. A., Wurm, F. M., Chamow, S. M., Ashkenazi, A., 1994
*Protection against Rat Endotoxic Shock by p55 Tumor Necrosis Factor (TNF) Receptor Immunoadhesin: Comparison with Anti-TNF Monoclonal Antibody*
The Journal of Infectious Diseases, Vol. 170, 1323-1326
44. Joris, I., Majno, G., Corey, E. J., Levis, R. A., 1987
*The mechanism of vascular leakage induced by leukotriene E4. Endothelial contraction.*
Ann Pathol., Vol. 126, 19-24

45. Kameda, H., Morita, I., Handa, M., Kaburaki, J., Yoshida, T., Mimori, T., Murota, S., Ikeda, Y., 1997
*Re-expression of functional P-selectin molecules on the endothelial cell surface by repeated stimulation with thrombin*
British Journal of Haematology, Vol. 97, 348–355
46. Kamimura, M., Himi, T., Kataura, A., 1996
*Cell Adhesion Molecules of Experimental Otitis Media in the Rat*
Acta Otolaryngol, Vol. 116, 857–862
47. Kapiotis, S., Quehenberger, P., Eichler, H.-G., Schwarzinger, I., Partan, C., Schneider, B., Lechner, K., Speiser, W., 1994
*Effect of hydroxyethyl starch on the activity of blood coagulation and fibrinolysis in healthy volunteers: Comparison with albumin*
Critical Care Medicine Vol.22 No.4, 606–612
48. Kneidinger, R., Bahrami, S., Redl, H., Schlag, G., Robinson, M., Weichselbraun, I., Cremer, J., 1996
*Evaluation of a soluble E-Selectin enzyme-linked immunosorbent assay under posttraumatic conditions*
J Lab Clin Med, Vol. 128, 520–523
49. Koizumi, M., King, N., Lobb, R., Benjamin, C., Podolsky, D. K., 1992
*Expression of vascular adhesion molecules in inflammatory bowel disease.*
Gastroenterology, Vol. 103, 840–847
50. Krombach, F., 1995
*Zytokininduktion durch kolloidale Plasmaersatzmittel?*
Infusionstherapie Transfusionsmedizin, 22, 330–331
51. Küster, H., Degitz, K., 1993
*Circulating ICAM-1 in neonatal sepsis*
The Lancet, Vol. 341, 506
52. Laubenthal, H., 1997
*BSE und Heparin- bzw. Gelatinepräparate*
Der Anaesthesist 3·97, 253–254
53. Laxenaire, M. C., Charpentier, C., Feldman, L., 1994
*Réactions anaphylactoïdes aux substituts colloïdaux du plasma: incidence, facteurs de risque, mécanismes*
Ann Fr Anesth Réanim, Vol. 13, 301–310
54. Lee, W. P., Gribling, P., Guzman, L. D., Ehsani, N., Watson, S. R., 1995
*A P-selectin-immunoglobulin G chimera is protective in a rabbit ear model of ischemia-reperfusion*
Surgery, Vol. 117, 458–465
55. Lefer, A. M., 1995
*Role of Selectins in Myocardial Ischemia-Reperfusion Injury*
Ann Thorac Surg, Vol. 60, 773–777

56. Lepape, A., Perdrix, J. P., Quinet, B., Bienvenu, J., Barbier, M., Grozel, J. M., Banssillon, V., 1989
*Taux sériques de 2 cytokines monocytaires (TNF, IL 1 β) au cours des états septiques et de chocs septiques: relation avec différents paramètres biochimiques.*
Ann Fr Anesth Reanim, Vol. 8, Suppl: R239
57. Ley, K., Cerrito, M., Arfors, K.-E., 1991
*Sulfated polysaccharides inhibit leukocyte rolling in rabbit mesentery venules*
American Journal of physiology, Vol. 260, H1667–H1673
58. Li, H., Cybulsky, M. I., Gimbrone, M. A., Libby, P., 1993
*An atherogenic diet rapidly induces VCAM-1, a cytokine-rregulatable mononuclear leukocyte adhesion molecule, in rabbit aortic endothelium.*
Arterioscler. Thromb., Vol. 13, 197–204
59. Lian, R. H., Kotwal, G. J., Wellhausen, S. R., Hunt, L. A., Justus, D., 1996
*IFN-γ-Induced MHC Class II Gene Expression Is Suppressed in Endothelial Cells by Dextran Sulfate*
The Journal of Immunology, Vol. 157, 864–873
60. Luscinskas, F. W., Ding, H., Lichtman, A. H., 1995
*P-Selectin and Vascular Cell Adhesion Molecule-1 Mediate Rolling and Arrest, Respectively, of CD4+ T Lymphozytes on Tumor Necrosis Factor α-activated Vascular Endothelium under Flow*
J Exp Med, Vol. 181, 1179–1186
61. Mardel, S. N., Saunders, F., Ollerenshaw, L., Edwards, C., Baddeley, D., 1996
*Reduced quality of in-vitro clot formation with gelatin-based plasma substitutes*
The LANCET 347, 825
62. Mendelsohn, J., 1994
*Principles of neoplasia*, 1814–1826
in: Isselbacher, K. J., Braunwald, E., Wilson, J. D., Martin, J. B., Fauci, A. S., Kasper, D. L.: Harrison's Principles of Internal Medicine, Vol. 2, 13. Auflage, McGraw-Hill Inc., New York, St. Louis, San Francisco, Colorado Springs, Auckland, Bogotá, Caracas, Hamburg, Lisbon, London, Madrid, Mexico, Milan, Montreal, New Delphi, Paris, San Juan, São Paulo, Singapore, Sydney, Tokyo, Toronto
63. Menger, M. D., Lehr, H. A., Messmer, K., 1991
*Role of oxygen radicals in the microcirculatory manifestations of postischemic injury*
Klein Wochenschr, Vol 69, 1050–1055
64. Menger, M. D., Meßmer, K., 1993
*Die Mikrozirkulation des Skelettmuskels nach Ischämie und Reperfusion*
Wiener Medizinische Wochenzeitschrift, Heft 7/8, 148–158
65. Menger, M. D., Thierjung, C., Hammersen, F., Messmer, K., 1993
*Dextran vs. Hydroxyethylstarch in Inhibition of Postischemic Leukocyte Adherence in Striated Muscle*
Circulatory Shock 41, 248–255

66. Moolenaar, W., Bruijn, J. A., Schrama, E., Ferrone, S., Daha, M. R., Zwinderman, A. H., Hoedemaeker, P. J., 1991
*T-cell receptors ans Icam-1 expression in renal allografts during rejection*
Transpl. Int., Vol. 4, 140–145

67. Morigi, M., Zoja, C., Figliuzzi, M., Foppolo, M., Micheletti, G., Bontempelli, M., Saronni, M., Remuzzi, G., Remuzzi, A., 1995
*Fluid Shear Stress Modulates Surface Expression of Adhesion Molecules by Endothelial Cells*
Blood, Vol. 87, No 7, 1696–1703

68. Mortelmans, Y. J., Vermaut, G., Verbruggen, A. M., Arnout, J. M., Vermylen, J., Van-Aken, H., Mortelmans, L. A., 1996
*Effects of 6 percent hydroxyethyl starch and 3 percent modified fluid gelatin on intravascular volume and coagulation during intraoperative hemodilution*
Anesthesia & Analgesia, Vol. 81, 1235–1242

69. Moss, M., Gillespie, M. K., Ackerson, L., Moore, F. A., Moore, E. E., Parsons, P. E., 1996
*Endothelial cell activity varies in patients at risk for the adult respiratory distress syndrome*
Critical Care Medicine, Vol. 24, 1782–1786

70. Munford, R. S., 1994
*Sepsis and Septic Shock*, 511–515
in: Isselbacher, K. J., Braunwald, E., Wilson, J. D., Martin, J. B., Fauci, A. S., Kasper, D. L.: Harrison's Principles of Internal Medicine, Vol. 1, 13. Auflage, McGraw-Hill Inc., New York, St. Louis, San Francisco, Colorado Springs, Auckland, Bogotá, Caracas, Hamburg, Lisbon, London, Madrid, Mexico, Milan, Montreal, New Delphi, Paris, San Juan, São Paulo, Singapore, Sydney, Tokyo, Toronto

71. Nohé, B., Häberle, H., Rothmund, A., Eichner, M., Unertl, K., Dieterich, H.-J., 1997
*Human albumin influences the expression of ICAM-1, VCAM-1, and E-Selectin in vitro*
British Journal of Anaesthesiology, Suppl. 1, 55

72. Nwariaku, F. E., Mileski, W. J., Ligherfoot, E., Sikes, P. J., Lipsky, P. E., 1995
*Alterations in Leukozyte Adhesion Molecule Expression after Burn Injury*
The Journal of Trauma, Injury, Infections, and Critical Care, Vol 39, 285–288

73. O'Riordain, M. G., O'Riordain, D. S., Molloy, R. G., Mannick, J. A., Rodrick, M. L., 1996
*Dosage and Timing of Anti-TNF-$\alpha$ Antibody Treatment Determine Its Effect on Resistance to Sepsis after Injury*
Journal of Surgical Research, Vol. 64, 95–101

74. Odeh, M., 1991
*The role of reperfusion-induced injury in the pathogenesis of the crush syndrom*
New England Journal of Medicine, Vol. 324, 1417–1422

75. Oshiro, Y., Marubayshi, S., Maeda, T., Asahara, T., Fukuda, Y., Yamada, K., Koyama, S., Ito, H., Miyasaka, M., Dohi, K., 1995
*Contribution of Neutrophils and Effect of Monoclonal Antibodies to Adhesion Molecules on Ischemia and Reperfusion Injury in Rat Livers*
Transplantation Proceedings, Vol. 27, 743-744
76. Oz, M. C., FitzPatrick, M. F., Zikria, B. A., Pinsky, D. J., Duran, W. N., 1995
*Attenuation of Microvascular Permeability Dysfunction in Postischemic Striated Muscle by Hydroxyethyl Starch*
Microvascular Research, Vol. 50, 71-79
77. Oz, M. C., Zikria, B. A., McLeod, P. F., Popilkis, S. J., 1991
*Hydxoxyethyl Starch Macromolecule and Superoxide Dismutase Effects on Myocardial Reperfusion Injury*
The American Journal of Surgery, Vol. 162, 59-62
78. Persönliche Mitteilung [2] von Dr. H.-J. Dieterich, 1999
Klinik für Anästhesiologie, Tübingen
79. Persönliche Mitteilung von Dr. Boris Nohé, 1997
Klinik für Anästhesiologie, Tübingen
80. Poston, R. N., Haskard, D. O., Coucher, J. R., Gall, N. P., Johnson-Tidey, R. R., 1992
*Expression of intercellular adhesion molecule-1 in atherosclerotic plaques*
Am. J. Pathol., Vol. 140, 665-673
81. Redl, H., Dinges, H. P., Buurman, W. A., Linden van der, C. J., Pober, J. S., Cotran, R. S., Schlag, G., 1991
*Expression of Endothelial Leukocyte Adhesion Molecule-1 in Septic But Not Traumatic/Hypovolemic Shock in the Baboon*
American Journal of Pathologists, Vol. 139, 461-466
82. Rice, G. E., Munro, J. M., Corless, C., Bevilacqua, M. P., 1991
*Vascular and nonvascular expression of INCAM-110. A target for mononuclear leukocyte adhesion in normal and inflamed human tissues.*
Am. J. Pathol., Vol. 138, 385-393
83. Riede, U.-N., 1993
*Entzündungspathologie*, 207-247
in: Riede, U.-N., Schaefer, H.-E.: Allgemeine und spezielle Pathologie, 3. Auflage, Georg Thieme Verlag Stuttgart, New York
84. Rose, M., Page, C., Hengstenberg, C., Yacoub, M., 1991
*Immunocytochemical markers of activation in cardiac transplant rejection*
Eur Heart J, Vol. 12 Suppl D, 147-150
85. Schmidt, A. M., Crandall, J., Hori, O., Cao, R., Lakatta, E., 1996
*Elevated plasma levels of vascular cell adhesion molecule-1 (VCAM-1) in diabetic patients with miroalbuminuria: a marker of vascular dysfunction and progressive vascular disease*
British Journal of Haematology, Vol. 92, 747-750
86. Silbernagel, S., Despopoulos, A., 1991
*Blutgerinnung und Fibrinolyse*, 76-77
in: Silbernagel, S., Despopoulos, A.: Taschenatlas der Physiologie, 4. Auflage, Georg Thieme Verlag Stuttgart, New York

87. Sirtl, C., Salewsky, G., Baier, J., Lange, S., Laubenthal, H., Neumann, H. A., 1995
*Der Einfluß kolloidaler Plasmaersatzmittel auf die Freisetzung von Tumor-Nekrose-Faktor-alpha (TNF-α) in menschlichem Vollblut in vitro*
Infusionstherapie Transfusionsmedizin, Vol. 2, 332–338

88. Smith, C. W., 1993
*Endothelial adhesion molecules and their role in inflammation*
Can J Physiol Pharmacol, Vol. 71, 76–87

89. Soni, N., 1998
*Wonderful albumin?*
British medical journal, Vol. 310, 887–888

90. Steinbauer, M., Harris, A., Hoffmann, T., Messmer, K., 1996
*Pharmacological Effects of Dextrans on the Postischemic Leukocyte-Endothelial Interaction*
Prog Appl Microcirc Basel, Karger, Vol. 22, 114–125

91. Steinhoff, G., Behrend, M., Schrader, B., Duijvestijn, A. M., Wonigeit, K., 1993
*Expression Patterns of Leukozyte Adhesion Ligand Molecules on Human Liver Endothelia. Lack of ELAM-1 and CD62 inducibility on sinusoidal endothelia and distinct distribution of VCAM-1, ICAM-1, ICAM-2, and LFA-3*
American Journal of Pathology, Vol 142, 481–488

92. Stockwell 1, M. A., Soni, N., Riley, B., 1992
*Colloid solutions in the critically ill. A randomised comparison of albumin and polygeline 1. Outcome and duration of stay in the intensive care unit.*
Anaesthesia, Vol. 47, 3–6

93. Stockwell 2, M. A., Scott, A., Day, A., Riley, B., Soni, N., 1992
*Colloid solutions in the critically ill. A randomised comparison of albumin and polygeline 2. Serum albumin concentration and incidences of pulmonary oedema nad acute renal failure.*
Anaesthesia, Vol. 47, 7–9

94. Takahashi, M., Ikeda, U., Masuyama, J.-I., Kitagawa, S.-I., Kasahara, T., Shimpo, M., Kano, S., Shimada, K., 1996
*Monocyte-endothelial cell interaction induces expression of adhesion molecules on human umbilical cord endothelial cells*
Cardiovascular Research, Vol. 32, 422–429

95. Tangelder, G. J., Arfors, K.-E., 1991
*Inhibition of Leukocyte Rolling in Venules by Protamine and Sulfated Polysaccharides*
Blood 77, No 7, 1565–1571

96. Tedder, T. F., Steeber, D. A., Chen, A., Engel, P., 1995
*The selectins: vascular adhesion molecules*
The FASEB Journal 9, 866–873

97. Tracey, K. J., Fong, Y., Hesse, D. G., Manogue, K. R., Lee, A. T., Kuo, G. C., Lowry, S. F., Cerami, A., 1987
*Anticachectin/TNF monoclonal antibodies prevent septic shock during lethal baceremia*
Nature, Vol. 330, 662–664

98. Tracey, K. J., Lowry, S. F., Cerami, A., 1988
*Cachetin/TNF-α in Septic Shock and Septic Adult Respiratory Distress Syndrome*
Am Rev Respir Dis, Vol. 138, 1377–1379
99. Treib, J., Haass, A., Pindur, G., Miyachita, C., Grauer, M. T., Jung, F., Wenzel, E., Schimrigk, K., 1996
*Highly Substituted Hydxoxyethyl Starch (HES 200/0.62) Leads to Type-I von Willebrand Syndrome after Repeated Administration*
Haemostasis, Vol. 26, 210–213
100. Volpes, R., van der Oord, J. J., Desmet, V. J., 1992
*Vascular adhesion molecules in acute and chronic liver inflammation*
Hepatology, Vol. 15, 269–275
101. Wagner, D. D., Olmsted, J. B., Marder, V. J.,1982
*Immunolocalization of von Willebrand Protein in Weibel-Palade Bodies of Human Endothelial Cells*
The Journal of Cell Biology, Vol. 95, Okt 1982, 355–360
102. Wal van der, A. C., Das, P. K., Tigges, A. J., Becker, A. E., 1992
*Adhesion molecules on the endothelium and mononuclear cells in human atherosclerotic lesions*
Am. J. Pathol., Vol. 141, 1427–1433
103. Weiss, C., Jelkmann, W., 1993
*Funktionen des Blutes*, 422–460
in: Schmidt, R. F., Thews, G.: Physiologie des Menschen
25. Aufl., Springer-Verlag, Berlin, Heidelberg, New York, London, Paris, Tokyo, Hong Kong, Barcelona, Budapest
104. Weyrich, A. S., Ma, X.-I., Lefer, D. J., Albertine, K. H., Lefer, A. M., 1993
*In Vivo Neutralization of P-Selectin Protects Feline Heart and Endothelium in Myocardial Ischemia and Reperfusion Injury*
Journal of Clinical Investigation, Vol. 91, 2620–2629
105. Winn, R. K., Liggitt, D., Vedder, N. B., Paulson, J. C., Harlan, J. M., 1993
*Anti-P-Selectin Monoclonal Antibody Attenuates Reperfusion Injury to the Rabbit Ear*
Journal of Clinical Investigation, Vol. 92, 2042–2047
106. Winn, R. K., Mihelicic, D., Vedder, N. B., Sharar, S. R., Harlan, J. M., 1993
*Monoclonal Antibodies to Leukocyte and Endothelial Adhesion Molecules Attenuate Ischemia-Reperfusion Injury*
Behring Inst. Mitt., No. 92, 229–237
107. Wood, K. M., Cadogan, M. D., Ramshaw, A. L., Parums, D. V., 1993
*The distribution of adhesion molecules in human atherosclerosis*
Histopathology 1993, Vol. 22, 437–444
108. Woods, M. S., Kelley, H., 1993
*Oncotic pressure, albumin and ileus: the effect of albumin replacement on postoperative ileus*
Am Surg, Vol. 59, 758–763

109. Zhang, R. L., Chopp, M., Zhang, Z. G., Phillips, M. L., Rosenbloom, C. L., Cruz, R., Manning, A., 1996
*E-Selectin in Focal Cerebral Ischemia and Reperfusion in the Rat*
Journal of Cerebral Blood Flow and Metabolism, Vol. 16, 1126–1136

110. Zikria, B. A., Subbarao, C., Oz, M. C., Popilkis, S. J., Sachdev, R., Chauhan, P., Freeman, H. P., King, T. C., 1990
*Hydroxyethyl Starch Macromolecules Reduce Myocardial Reperfusion Injury*
Arch Surg, Vol. 125, 930–934

111. Zikria, B. A., Subbarao, C., Oz, M. C., Shih, S. T., McLeod, P. F., Sachdev, R., Freeman, H. P., Hardy, M. A., 1989
*Makromolecules reduce abnormal microvascular permeability in rat limb ischemia-reperfusion injury*
Critical Care Medicine, Vol. 17, 1306–1309

112. Zimmermann, G. A., Prescott S. M., McIntyre, T. M., 1992
*Endothelial cell interactions with granulocytes: tethering and signaling molecules*
Immunology Today, Vol. 13, 93–99

# Danksagung

Die vorliegende Arbeit wurde unter Prof. Dr. Klaus Unertl an der Klinik für Anaesthesiologie des Universitätsklinikums Tübingen angefertigt.

Herrn Dr. Hans-Jürgen Dieterich danke ich für die zahlreichen konstruktiven Anregungen, unter dessen Anleitung die vorliegende Arbeit ermöglicht wurde.

Mein besonderer Dank gilt Herrn Dr. Boris Nohé für seine selbstverständliche Bereitschaft, mir bei der Durchführung der Arbeit stets mit vielen wertvollen Anregungen und Diskussionen zur Seite zu stehen.

Für das angenehme Arbeitsklima und viele Hilfeleistungen danke ich allen meinen Laborkolleginnen und -kollegen.

Nicht zuletzt danke ich meinen Eltern Bruno und Renate Rothmund, die mir meine Ausbildung ermöglichten und immer ein offenes Ohr für mich hatten.

# Lebenslauf

## Persönliche Daten:

| | |
|---|---|
| Name: | Rothmund |
| Vornamen: | Albert Carl-August |
| Geburtsdatum/ -ort: | 13.02.1972, Tübingen |

## Schulbildung:

| | |
|---|---|
| 1978 - 1982 | Grundschule in Rottenburg-Wurmlingen |
| 1982 - 1991 | Eugen-Bolz-Gymnasium, Rottenburg<br>Abschluß: Allgemeine Hochschulreife |

## Zivildienst:

| | |
|---|---|
| 1991 - 1992 | Klinikseelsorge, Tübingen |

## Hochschulbildung:

| | |
|---|---|
| 1992 - 1999 | Universität Tübingen: Studium der Medizin |
| 1994 | Physikum |
| 1995 | Erster Abschnitt der ärztlichen Prüfung |
| 1998 | Zweiter Abschnitt der ärztlichen Prüfung |
| 04.05.1999 | Dritter Abschnitt der ärztlichen Prüfung |
| 1996 - 1999 | Promotion mit dem Thema „Einfluß kolloidaler Plasmaersatzmittel auf die Expression endothelialer Adhäsionsmoleküle“ |

## Praktisches Jahr:

| | |
|---|---|
| April 1998 - August 1998 | Universitätsklinik Tübingen,<br>Fachbereich HNO-Heilkunde |
| August 1998 - Dezember 1998 | Medizinische Fakultät der Université Louis Pasteur de Strasbourg, Fachbereich Chirurgie |
| Dezember 1998 - Mai 1999 | Städtisches Klinikum Esslingen,<br>Fachbereich Innere Medizin |

## Arzt im Praktikum:

| | |
|---|---|
| Mai 1999 - November 1999 | Arbeit als Arzt im Praktikum in den Städtischen Kliniken Esslingen,<br>Fachbereich Unfallchirurgie und Orthopädie |
| Seit Januar 2000 | Arbeit als Arzt im Praktikum im Städtischen Klinikum Karlsruhe,<br>Fachbereich Hals-Nasen-Ohrenheilkunde |